鲁迅美术学院学术著作出版基金资助

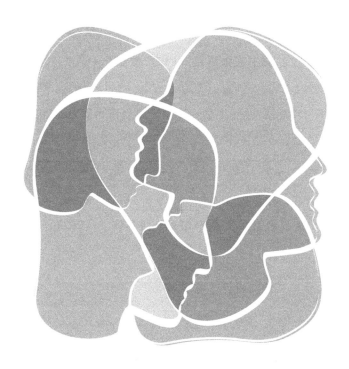

焦虑的溯源

从文化哲学视域
看罗洛·梅焦虑思想

李　艳◎著

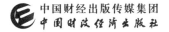中国财经出版传媒集团
中国财政经济出版社

图书在版编目（CIP）数据

焦虑的溯源：从文化哲学视域看罗洛·梅焦虑思想 /
李艳著 . -- 北京：中国财政经济出版社，2023.8
ISBN 978 - 7 - 5223 - 1336 - 8

Ⅰ.①焦…　Ⅱ.①李…　Ⅲ.①焦虑－精神疗法　Ⅳ.
①R749.7

中国版本图书馆 CIP 数据核字（2022）第 058612 号

责任编辑：张怡然　高　青　　　　　责任校对：徐艳丽
封面设计：陈宇琰　　　　　　　　　责任印制：张　健

焦虑的溯源：从文化哲学视域看罗洛·梅焦虑思想
JIAOLÜ DE SUYUAN：CONG WENHUA ZHEXUE
SHIYU KAN LUOLUO·MEI JIAOLÜ SIXIANG

中国财政经济出版社 出版
URL：http://www.cfeph.cn
E - mail：cfeph@cfeph.cn
（版权所有　翻印必究）
社址：北京市海淀区阜成路甲 28 号　邮政编码：100142
营销中心电话：010 - 88191522
天猫网店：中国财政经济出版社旗舰店
网址：https://zgczjjcbs.tmall.com
北京财经印刷厂印刷　各地新华书店经销
成品尺寸：165mm×230mm　16 开　11.5 印张　153 000 字
2023 年 8 月第 1 版　2023 年 8 月北京第 1 次印刷
定价：48.00 元
ISBN 978 - 7 - 5223 - 1336 - 8
（图书出现印装问题，本社负责调换，电话：010 - 88190548）
本社质量投诉电话：010 - 88190744
打击盗版举报热线：010 - 88191661　QQ：2242791300

前　言

　　本书试图从文化哲学的视域出发，对罗洛·梅焦虑思想的理论基础、理论内容进行系统挖掘、梳理、分析和阐释，并以此为基础，对其影响、价值和限度进行评析。

　　本书认为，罗洛·梅焦虑思想的理论基础主要有：第一，存在主义生存论思想，其中包括尼采对西方社会价值的重估、克尔凯郭尔对个体生存境遇的揭示、蒂利希的生存焦虑思想。第二，西方精神分析学及其文化理论，主要包括弗洛伊德的精神分析理论、弗洛姆的逃避自由理论和霍妮的社会文化理论。第三，卡西尔文化哲学思想，其中关于人的本性的解释以及文化符号理论是罗洛·梅进行文化批判的理论依据。因此，从理论基础来看，罗洛·梅焦虑思想具有文化哲学的意蕴。

　　从文化哲学的视野出发，对罗洛·梅的焦虑思想进行挖掘和梳理会发现，罗洛·梅的焦虑思想包含两个基本层面：一是对焦虑问题的基本诠释；二是对现代焦虑问题的文化批判。罗洛·梅系统总结了现代焦虑理论，从文化哲学层面对焦虑的基本问题进行了诠释。在罗洛·梅看来，焦虑的诠释视野分为科学诠释和文化哲学诠释。在文化哲学的意义上，焦虑是人类存在的文化性问题。焦虑的内涵在于，焦虑是因为某种价值受到威胁所引发的不安，而这个价值则被个人视为是他存在的根本。焦虑的本质在于：焦虑是生存焦虑，是人类生存的预警信号，是文化的产物。焦虑可以分为正常焦虑与神经症焦虑，罗洛·梅探讨的是正常焦虑的建设性用途。焦虑与人的存在密切相关，以人的存在本身为根源，是关于迫近的非存在的威胁体验。对人的存在而言，在积极的意义上，焦虑可以激发人的创造性和勇气，焦虑在自我发展中具有整合的作用；在消极的意义上，焦虑可以引起人的身心疾病，破坏自我意识，导致情感缺失以及人格分裂，当焦虑成为群体性问题时就会成为社会焦虑，影响社会稳定。罗洛·梅认为，在现代社会中焦虑表现为现代人空虚、孤独、爱与意志缺失，现代社会焦虑问题产生的根源在于价值核心的丧失、自我感的丧失、语言的丧失、悲剧感的丧失以及个体自由的悖论。为此，罗洛·梅提出了解决现代社会焦虑的四个途径：一是要有直面焦虑的勇气；二是在神话中建构新的生活方式；三是重新发现自我；四是寻求艺术化的生活。

罗洛·梅焦虑思想的影响在于其实现了存在主义哲学与心理学的有机融合，推动了自然科学与人文科学研究方法的融合。罗洛·梅被誉为美国存在心理治疗的首创者，开创了美国存在心理学。他的存在心理治疗技术被施耐德和布根塔尔继承并进一步发展，使存在心理治疗成为人本主义心理治疗领域的最为重要的三大方法之一。罗洛·梅焦虑思想的价值在于，从文化哲学视域下去诠释焦虑问题，为理解和阐释焦虑问题提供了新的视角，为当代文化哲学研究提供了重要的理论资源，彰显了文化哲学普遍的学术价值和现实意义。另外，罗洛·梅剖析了美国社会中出现的教育反抗、吸毒、性爱分离等社会现实问题，为解决现代文化的焦虑问题提供了实践参照，同时也为我国转型期探讨文化焦虑问题提供了参考经验。但是，罗洛·梅的焦虑思想还存在着一定的限度，他对于文化概念的界定并不明确，同时夸大了宗教对于缓解焦虑的作用。

作者

目　　录

第一章 绪 论

罗洛·梅（Rollo May，1909—1994 年）是一位具有存在主义哲学取向的人本主义心理学家，也是美国存在主义心理学的创始人之一。罗洛·梅焦虑思想是以存在主义哲学为基底，融合了精神分析学理论和卡西尔的文化哲学思想，从多角度去诠释现代焦虑问题。同时，罗洛·梅在现代焦虑理论的基础上，从文化层面深刻揭示了 20 世纪中期人类的精神困境，并从中探求现代人生存的价值和意义。

第一节 选题的目的与意义

一、选题目的

当今时代，无论西方国家还是中国，焦虑都广泛流行。焦虑不仅是心理问题，还是文化问题，更是人的生存问题。罗洛·梅是存在主义心理学家，同时也是焦虑研究的集大成者，他对焦虑问题的深刻剖析，对现代人的生活仍然具有现实的指导意义。本书借助文化哲学的理论视角分析罗洛·梅的焦虑思想，其目的主要体现在以下两个方面。

一方面，试图深入解读罗洛·梅的焦虑思想。目前，学界对罗洛·梅思想的研究主要集中在他的存在思想和存在心理治疗方面，而其焦虑思想并没有成为关注的重点，因此，我们有必要对罗洛·梅的焦虑思想进行深入研究。本书对罗洛·梅焦虑思想的理论基础和基本内涵进行挖掘、梳理、分析和阐释，并以此为基础，对其焦虑思想的影响、价值和限度进行评析。从理论基础来看，罗洛·梅焦虑思想主要来源于存在主义哲学的生存论思想、精神分析学、卡西尔的文化哲学思想。罗洛·梅对焦虑进行文化哲学的诠释，并对现代社会的焦虑进行文化批判。显然，罗洛·梅的焦虑思想具有文化哲学的意蕴，需要我们从文化哲学的视角出发去重新解读。

另一方面，本书试图从文化哲学的视角来诠释焦虑问题。目前，社会学、生物学、心理学、哲学、文学等领域都对焦虑问题进行了研究，由此可见，焦虑成为重要的社会现实问题。同时，现代焦虑理论彼此是割裂的，这就使焦虑研究的视野受到局限。按照通常的理解，焦虑是心理问题，需要从心理学角度去探讨，而罗洛·梅在梳理各种焦虑理论的过程中，发现文化因素贯穿于各种焦虑理论之中。文化是人的生存问题，具有整合的功能，文化已经成为我们生活的"经纬线"，在人们的心理、意识和思想中逐渐形成了文化的整体经验。① 在罗洛·梅看来，"焦虑不是抽象的理论概念，焦虑是有意义的，它是人类的基本处境"。② 与此同时，罗洛·梅通过语言、神话、艺术等文化符号来诠释焦虑，揭示现代人的文化生存困境，因此，罗洛·梅是在文化哲学视域下对现代社会焦虑问题进行反思和批判，并用文化哲学的范式对其进行理解和阐释。

二、选题意义

（一）理论意义

本书的理论意义在于：一方面，有助于实现存在主义与心理学的有机融合。罗洛·梅发现，存在主义哲学与精神分析学都关注焦虑问题，它们都从不同的视角诠释焦虑。同时，存在主义哲学与精神分析学对于焦虑的

---

① 丁立群. 文化哲学·第一辑 [M]. 哈尔滨：黑龙江大学出版社，2012：28 - 29.
② 罗洛·梅. 焦虑的意义 [M]. 朱侃如，译. 桂林：漓江出版社，2016：1 - 2.

研究都来自相同的文化情境，即 19 世纪中后期西方理性文化的分裂。在此基础上，从文化哲学的视角去审视罗洛·梅焦虑思想，我们可以发现，罗洛·梅分别从研究对象、研究视角和研究方法等方面将存在主义哲学生存论思想应用到心理学的研究中，并提出以人的独特的、与众不同的特征为支点构建存在心理学，将自然科学方法与人文科学方法融合。在这种意义上，罗洛·梅焦虑思想既突破了心理学的研究困境，又深化了存在主义哲学思想。另一方面，有助于拓宽焦虑研究的理论视野。文化哲学作为一种文化批判范式，不同于心理学、社会学、文学、生物学，它不是限定在某一特定的学科领域中思考焦虑问题，而是从人的生存视角理解和诠释焦虑，对现代人的文化困境进行反思和批判，是对人生存价值和生存意义的探索。从文化哲学的视角研究焦虑问题，将焦虑视为人类存在的文化性问题，这样一来，为焦虑的研究提供了新的研究视角。可以说，文化哲学视域下焦虑的研究极具建设性。

（二）现实意义

本书的现实意义体现在以下三个方面：一是有助于丰富文化哲学的理论资源。当前，文化哲学的发展方兴未艾，文化哲学的研究主要致力于文化哲学历史地位的确定和基础理论的厘清、文化哲学思想的梳理以及文化批判范式的研究等方面。虽然文化哲学在理论和体系的构建上已经取得了丰硕的成果，但是文化哲学的理论资源还需拓展，尤其是对社会现实问题的关注。从文化哲学的视域去探讨焦虑问题，将文化哲学的研究延伸到心理学领域，是一次学科交叉研究的尝试，同时在文化哲学的背景下考察焦虑问题，从中探索解决之道，也彰显了文化哲学的现实价值。二是有助于我们深入考察 20 世纪人类的文化景观。罗洛·梅的焦虑思想是一部简明的现代焦虑思想史，罗洛·梅从文学、社会学、宗教神学、哲学等视域对西方社会的焦虑现象进行描述，同时系统地总结 17 世纪以来的各种焦虑理论，深刻揭示了 20 世纪的文化困境。从文化哲学的视角去研究罗洛·梅焦虑思想，能够更深刻地理解西方理性文化危机导致人的心理机制的异化。三是为解决现代文化的焦虑问题提供实践参照。罗洛·梅的焦虑思想不仅为解决现代西方社会的焦虑问题提供了解决之道，同时在其思想中还分析了教育反抗、吸毒、爱与意志的缺失等社会现实问题。因此，从罗洛·梅焦虑思想中甄选有益经验，可以为解决我国社会转型期的文化问题提供参考。

第二节　国内外研究综述

一、国外研究综述

国外学者对于罗洛·梅的研究主要集中在心理学和宗教、神学领域，对其焦虑思想的阐释都是依托于存在思想。

（一）罗洛·梅焦虑思想的心理学研究

1987 年，塞布鲁克研究院建立了"罗洛·梅中心"。1996 年，美国心理学会人本主义心理学分会设立了"罗洛·梅奖"。[①] 德卡瓦略（Decarvalho. J. R）在他博士论文《人本主义心理学史》和著作《人本主义心理学的创立者》中梳理了 20 世纪 60 年代美国人本主义心理学的方法论和心理治疗观，较系统地阐述了罗洛·梅思想的地位和影响，并对罗洛·梅的思想做了以下介绍：明确了罗洛·梅思想来源于存在主义哲学、现象学、精神病学，阐发罗洛·梅思想的核心是存在，研究的是个体焦虑，着重阐述了罗洛·梅关于人性的论述和对东方禅宗思想的推崇。沃茨（J. Wertz）在著作《人本主义运动：在心理学中恢复人的存在》中，对罗洛·梅为美国人本主义心理学运动做出的贡献予以肯定，并将其称为人本主义运动中存在主义取向的重要代表。莫斯（D. Moss）在 1999 年编辑出版的《人本

---

① 罗洛·梅. 创造的勇气 [M]. 杨韶刚，译. 北京：中国人民大学出版社，2008：7.

主义和超个人心理学：历史和传记资料集》一书中，评述了罗洛·梅的思想和贡献等。格罗根·杰西卡·林恩在其博士论文《美国人本主义心理学运动的文化历史》中介绍了人本主义心理学的历史，阐述了罗洛·梅作为人本主义心理学的创始人之一，在人本主义心理学领域中的卓越贡献。①

美国存在主义心理学家柯克·施耐德（Kirk J. Schneider）等在文章《罗洛·梅谈存在主义心理治疗》（人文心理学杂志，2012）中描述了他们与罗洛·梅在会面交谈中，罗洛·梅对焦虑思想中个别问题的澄清：一是在解决焦虑的策略上，心理治疗不是撤销焦虑，而是要帮助人们从焦虑中学习宝贵的经验；二是罗洛·梅思想中蕴含了对西方文化的失望以及重建新文化的愿景。柯克·施耐德认为，罗洛·梅存在主义心理学思想是对整个西方文化的一种批判，现代西方文化使人的生存陷入危机，因此，我们要重建西方文化对于人类生命的意义。在文章中，柯克·施耐德只是简单记录了与罗洛·梅的访谈对话，并没有深入阐述掘罗洛·梅的焦虑思想。

美国存在主义心理学家欧文·D.亚隆在《存在主义心理治疗》一书中，叙述了罗洛·梅关于死亡焦虑、焦虑与恐惧的关系，儿童分离焦虑，焦虑与意志等内容，重点阐述了罗洛·梅关于焦虑的心理治疗的原则、核心和方法以及注意事项。由此可以看出，罗洛·梅的焦虑思想不仅有理论的阐述，还有治疗的具体实践。亚隆也表示，他关于焦虑的心理治疗方法建立在罗洛·梅存在主义心理治疗的理论基础上。在这部著作中，亚隆重点关注罗洛·梅关于焦虑的治疗技术，同时介绍了罗洛·梅的焦虑思想。

卡斯特罗（Castro. A. D）在文章《罗洛·梅在心理学中的关键地位：理解的概念应用于精神体验、健康和心理治疗》（人文心理学杂志，2009）中指出，当前的西方文化危机下，人类深陷生存困境和心理困境中。卡斯特罗对罗洛·梅思想中主体和客体分裂造成人的焦虑的观点进行

---

① 王栋. 布根塔尔存在——分析心理治疗思想研究［D］. 长春：吉林大学，2013：8.

了阐述，提出了西方技术理性文化导致人的分裂的假设，其研究的宗旨是要解决科学在客观和主观倾向之间存在的冲突。

鹏（Peng. J. H）在文章《欣赏罗洛·梅对存在主义的探索》（人文心理学杂志，2011）中，指出罗洛·梅被誉为是心理学和存在主义之间的纽带，这说明罗洛·梅的思想是存在主义哲学与人本主义心理学交汇的结晶。在文章中，他结合心理治疗的案例来阐述罗洛·梅的焦虑思想，同时，阐述了罗洛·梅关于焦虑问题的分析：焦虑会导致人格的分裂，严重的焦虑破坏人的自我意识。当人的自我同一性丧失，自由选择受限就会引起焦虑的体验。罗洛·梅对待生活的态度是，要敢于面对生活中的困境，要有尊严地生活。此外，他在文章中还分析了罗洛·梅对艺术的美感、爱与意志等问题的思考。

拉特纳（Ratner. J）在《罗洛·梅对存在的探索：梅的思想对当代存在——人本主义心理治疗的启示》（人本主义心理学杂志，2019）中，将罗洛·梅的思想观点概括为：焦虑研究是在对当代人类的文化、哲学和心理困境的深刻思考的基础上提出的主题；焦虑是人们的生存受到威胁时身体或心理出现的信号；以神话的眼光来看待生活，构建新的生活方式来解决焦虑。此外，罗洛·梅还主张借助东方文化，特别是禅文化或者瑜伽、针灸等活动来缓解焦虑。可以说，拉特纳对罗洛·梅焦虑思想的研究较为详尽，但是在其文章中没有阐述罗洛·梅关于焦虑的文化诠释。

萨尔、卡洛斯（Sales da Ponte, Carlos Roger）在《罗洛·梅存在主义心理学的批判反思》（人本主义心理学杂志，2017）一文中提到，哲学尤其是欧洲的存在主义哲学对罗洛·梅焦虑思想有重要的影响，其中蒂利希是罗洛·梅焦虑思想的重要指导者。蒂利希将克尔凯郭尔介绍给罗洛·梅。同时，克尔凯郭尔是罗洛·梅焦虑思想研究的引路人，弗洛伊德的思想虽然遭到了罗洛·梅的批判，但是在罗洛·梅焦虑思想的阐述中有多次提到弗洛伊德。由此可见，罗洛·梅的焦虑思想的理论来源于克尔凯郭尔、蒂利希和弗洛伊德的思想。罗洛·梅对存在主义哲学的学习和了解，使他从悲剧维度去感知人类的生存境遇，从主体和客体之间的分裂难题中进行焦虑的分析。这篇文章确定了罗洛·梅存在思想具有哲学批判意识，从思想来源论证罗洛·梅存在思想是具有批判意识的，而对于罗洛·梅焦虑思想的文化批判和反思论述较少。

大卫·舒梅克尔（Shumaker. D）在文章《焦虑和抑郁的青少年的一种存在综合治疗》（人文心理杂志，2012）中阐述了罗洛·梅存在的焦虑思想对于青少年焦虑症心理治疗的应用。他认为，罗洛·梅焦虑思想对当前的现实问题具有重要的影响，并阐述了罗洛·梅焦虑思想中与患者建立积极的治疗关系，帮助患者体验到自我意识的开放价值观的重要性，帮助来访者重组他们的生活目标，明确他们的价值观选择。

德卡斯特罗（De Castro. A）在博士论文《罗洛·梅、欧文·雅洛姆和柯尔·施耐德在著作中对焦虑存在理解的整合》中试图分析焦虑体验产生的方式。他从存在的角度将焦虑与心理学中的病理障碍联系起来，并将三种焦虑理论进行整合，以便更好地理解焦虑是人类的痛苦。在德卡斯特罗看来，应创建一种理解人类焦虑痛苦的新方法，而不是专注于批评现有的有关人类焦虑体验的心理学观点。他对西方心理学领域的焦虑理论研究视角进行梳理，在此基础上，他表示非常赞同罗洛·梅的焦虑理论，即人类无法脱离自己的世界，他们在与世界的关系中创造自己的经验。但是，德卡斯特罗对罗洛·梅焦虑思想的研究仅仅局限在心理学领域中，忽略了罗洛·梅对现代社会焦虑的文化批判意识。

（二）罗洛·梅焦虑思想的哲学、伦理学研究

在文章《罗洛·梅人本主义伦理》（人本主义心理学杂志，1992）中，德卡瓦略（Decarvalho. J. R）从伦理学的视角阐述了价值观对道德焦虑的影响。他赞同罗洛·梅的观点，认为价值观是主观价值的产物，价值观根植于人类文明层面，在神话中得到象征性的体现。

拉比诺维茨（Rabinowitz. F. E）在文章《罗洛·梅：一个有意义的人和神话》（咨询与发展杂志，1989）中，从宗教神学角度对罗洛·梅焦虑思想进行分析，尤其是关于神话的研究，即神话能赋予人存在的意义。

　　卡罗（Carroll. R. J）在博士论文《存在主义现象学视角下精神分裂症患者死亡焦虑的体验》中梳理了罗洛·梅的存在思想，从现象学的视角对焦虑进行诠释，其中涉及罗洛·梅思想中意向性等问题。文中仅简单地介绍罗洛·梅的存在主义心理治疗。他指出罗洛·梅存在主义心理学治疗的6种假设，其中关于焦虑的假设是：无论是正常焦虑还是神经症焦虑，都贯穿于6种假设的动力设置。他解释罗洛·梅所称人类困境体现在两个方面：一是神经质焦虑，以空虚、孤独、移情为特征；二是正常焦虑，表现为在一个人与他人的世界中，由自由和负责人决定。他的论文研究偏重于罗洛·梅的存在心理治疗技术层面，研究目的在于借助罗洛·梅的存在思想开展对心理治疗的团体治疗模型或者框架的研究，他对罗洛·梅存在心理治疗做了基本的阐释，但最终目的还是寻求罗洛·梅的存在心理治疗技术。

　　泰勒（Taylor. S）在论文《现代条件：焦虑的发明（1840—1970）》中，从历史的视角梳理了焦虑理论，并对罗洛·梅的焦虑思想进行探讨，阐述了罗洛·梅的焦虑思想的基本内容。

　　凯瑟（Kiser. S）在《成为你自己：将意志和存在的概念整合到罗洛·梅的心理治疗理论中》（人本心理学杂志，2007）一文中，阐述了罗洛·梅存在心理治疗的贡献是将存在与人的意志整合到存在心理学中，存在心理学是研究人的科学。在文章中，凯瑟分析了罗洛·梅焦虑思想产生的根源，即西方文化分裂导致人的意志危机和自我认同危机。

　　赛琳（Serlin. I）在《向罗洛·梅致敬和艺术》（人文心理学杂志，2009）文章中，从艺术的角度分析罗洛·梅将艺术作为人类心理的表达。她认为，罗洛·梅的存在心理学根植于人文学科，以经典文学和希腊神话为基调。罗洛·梅将人类的生存境遇问题置于神话和艺术层面，在本体论层面研究焦虑。在文章中，赛琳阐明了罗洛·梅焦虑思想中对艺术创造美好生活的观点，使我们对罗洛·梅焦虑思想有了新的认识。

　　在《创造的勇气：成为保罗·蒂利希的勇气》（人文心理学杂志，2007）中，康宁安（Cunningham. J. R）围绕勇气和创造力对蒂利希和罗洛·梅的思想进行了分析。其中谈到罗洛·梅焦虑思想中关于创造性的勇气是人生存的必要条件，艺术家以创造性的勇气表达自我，实现自己的生活，也是缓解焦虑的策略。

凯迪（Keddy. P）在文章《我的心理治疗经验：存在主义分析和荣格分析》（临床心理学杂志，2011）中描述了罗洛·梅的思想对其的影响。通过他的描述可知，罗洛·梅在加州专业心理学学院的旧金山校区任教期间，讲授刚发行的修订版《焦虑的意义》（1977 年 5 月）的课程，并仅对博士研究生开放。可见，其焦虑思想是非常受欢迎的。凯迪将荣格与罗洛·梅进行比较分析后指出，二者都关注神话故事，荣格在神话故事中寻找集体无意识，而罗洛·梅是希望在神话中构建人的生活方式。

埃利亚森等（Eliason. G. T et al.）在文章《存在论与我们的精神探索》（精神卫生学报，2010）中提到：西方生物学、科学、宗教、心理学和心理咨询等学科都在努力寻找共同点和融合的机会。存在主义理论由于其哲学基础和意义的探索，是唯一适合这个任务的。他们对罗洛·梅有高度的评价，认为罗洛·梅是著名的西方社会批评家。他们在文章中阐述了罗洛·梅的思想观点：西方社会许多人由于自恋和自私的行为模式而在精神上无能为力，存在主义心理学不是信仰上帝和追求无意义，而是具有整合的理论，能将心理思想和灵性融合在一起，个体必须重建与世界的关系，进入自己的生活世界，寻找存在的意义。

马丁内斯（Martinez. T. J）在其博士论文《罗洛·梅和卡尔·荣格：概念和历史分析》中试图在罗洛·梅和荣格理论的融合中找到共同的要素，以更好地理解原型，并从哲学的视域中去强调焦虑、爱欲和自我实现。他将罗洛·梅与荣格进行比较分析，探讨他们在宗教、神学视角和哲学的视角中对焦虑的看法。他分析，罗洛·梅在哲学、心理学、神学中提出焦虑主题，将焦虑看作原型和集体无意识的复杂的组成成分。通过对焦虑意向性的认识，人们认识到有害的原型情结和主题，并有可能做出焦虑症的转化，从而有意识地实现自我。他将罗洛·梅与荣格的言论融合为一体，从原型形象和集体无意识的角度对焦虑做了阐述。

通过上述分析，我们可以看到，焦虑问题贯穿于罗洛·梅的整个思想体系中。关于罗洛·梅焦虑思想的研究主要体现在以下四个方面：第一，罗洛·梅把焦虑视为哲学、心理学、神学研究的主题；第二，罗洛·梅焦虑思想中价值观、自由、自我意识是其核心内容；第三，神话和艺术创造美好生活，可以缓解焦虑；第四，罗洛·梅被誉为西方社会批评家，其思想中蕴含着对美国个人主义文化模式的批判。另外，罗洛·梅思想研究面临的问题是：第一，单独研究罗洛·梅焦虑思想的文献较少；文献大都是集中在罗洛·梅存在主义心理治疗的研究，关于焦虑思想的研究略有不足。第二，还需要进一步探寻罗洛·梅焦虑思想中的文化因素；对于罗洛·梅焦虑研究主要集中在宗教层面，将焦虑与神话联系在一起；也有从伦理方面研究道德焦虑；还有从艺术层面来阐明罗洛·梅寻求艺术化的美好生活等问题。罗洛·梅在焦虑思想中清楚地阐明，文化支配焦虑。由此可以看出，罗洛·梅焦虑思想的核心问题就是焦虑的文化诠释。虽然有学者也提出了罗洛·梅的思想中文化因素对焦虑的影响，但是没有详细地阐述，所以还需要进一步深入地挖掘焦虑与文化的关系。第三，罗洛·梅焦虑思想研究的视角还需要拓展，对于罗洛·梅的研究主要集中在心理学、宗教、伦理学等领域。然而，罗洛·梅从哲学、心理学、生物学、文化等多种视角来诠释焦虑，并且以焦虑为主题，对现代西方技术理性文化进行反思和批判，涉及神话与语言、艺术、历史、权力等问题。因此，我们可以尝试从文化哲学的视角来挖掘罗洛·梅的焦虑思想。

二、国内研究综述

20 世纪 80 年代，我国学者开始翻译和介绍西方社会各种思想著作，其中对于存在主义哲学和人本主义心理学的研究较多，罗洛·梅思想引起了国内学者的兴趣，国内心理学研究者们开始关注罗洛·梅存在心理学，主要从整体上去阐释罗洛·梅的存在思想。国内关于罗洛·梅思想的研究主要分为三个方面，一是罗洛·梅著述及思想的译介；二是对罗洛·梅存在思想的研究；三是罗洛·梅焦虑思想的心理学研究。

（一）罗洛·梅著述及译介

在国内，吉林大学车文博及其团队在进行西方心理学史和人本主义心理学史的研究中，对罗洛·梅的思想进行了翻译和介绍。同时，由郭本禹、杨韶刚主编的《罗洛·梅文集》在国内出版，其中包含罗洛·梅的著作，已翻译出版的有：《自由与命运》（杨韶刚译）、《创造的勇气》（杨韶刚译）、《心理学与人类困境》（郭本禹、方红译）、《存在之发现》（郭本禹、方红译）、《人的自我寻求》及《存在——精神病学和心理学的新方向》（郭本禹、方红译）、《爱与意志》（宏梅、梁华译）、《祈望神话》（王辉、罗秋实、何博闻译）。除此之外，朱侃如曾多次对《焦虑的意义》进行译介。

（二）罗洛·梅焦虑思想的心理学研究

叶浩生在文章《罗洛·梅和他的存在主义心理学》（心理学探新，1987）、《罗洛·梅论焦虑》（心理学动态，1988）、《从精神分析到存在分析——析罗洛·梅的人格图像理论》［南京师范大学报（社会科学版），1989］中阐述了存在主义哲学对罗洛·梅的影响，以及罗洛·梅从精神分析到存在心理学的转变历程。他认为罗洛·梅焦虑思想研究的对象是个人，强调个人的自由选择。叶浩生通过对罗洛·梅的人格图像的因素——自由、个性、社会整合、宗教紧张的研究，评价了罗洛·梅人格图像理论的得与失。他强调意识，把自由列为人格的基本成分之一，用新的态度和观点阐述人格本质。叶浩生对罗洛·梅的存在心理学思想进行了评析。

在《人本主义心理学》和《西方心理学史》中，车文博从总体上概述了罗洛·梅焦虑思想产生的社会背景和理论基础，并对罗洛·梅存在心理学进行了评析。在焦虑本体论内容中，他介绍了罗洛·梅焦虑理论的来源、焦虑产生的原因、焦虑的分类。车文博在《人本主义心理学价值观论评》（苏州大学学报，2013）中，对人本主义心理学的人性观进行了系统的论述，其中重点谈到了罗洛·梅的存在主义价值观。他认为，罗洛·梅的存在主义价值观是人本主义心理学价值观的理论构架，罗洛·梅将价值观看作焦虑产生的根本原因，将价值观作为理解人性的基础。同时，价值观受到个体所在的文化限制，是文化的产物，而焦虑是主观选择和文化积淀的结果。价值观具有评价的功能，是焦虑形成的前提条件。另外，他也对罗洛·梅的思想进行了评价，认为罗洛·梅忽视了价值观的客体作用，忽视了人的价值观的客观现实的作用。

杨韶刚在《罗洛·梅的存在分析观阐释》（吉林大学社会科学学报，1995）和《存在心理治疗探析》（吉林大学社会科学学报，1996）中探讨了罗洛·梅存在主义心理学的思想。他的研究集中体现在以下六点：第一，罗洛·梅的存在心理学把现实生活中的人作为研究对象，研究方法是临床观察、现象学分析和经验描述等个案研究方法；第二，对罗洛·梅的存在主义心理学的基本概念进行了澄清；第三，解读存在主义心理学中存在的意义；第四，阐明了存在主义心理学的理论旨趣，即关注现实生活情境的人的问题；第五，存在感与自我同一性是焦虑产生的根源；第六，对罗洛·梅的存在心理治疗理论进行评析。

杨韶刚的博士论文《美国本土存在心理学——罗洛·梅存在心理学研究》（吉林大学，1998）指出，罗洛·梅紧紧围绕"焦虑"这一主题，探究了人的自由、价值、爱与意志、创造力、勇气、命运、责任等现代人普遍关注的问题。罗洛·梅研究个体的心理问题，也重视社会问题的研究，强调个人的自由发展，追求自我实现。杨韶刚对美国存在主义心理学进行研究，而重点阐述了罗洛·梅的存在心理学，由此指出，罗洛·梅是美国存在心理学最具代表性人物。

在《论罗洛·梅人本主义道德观》［安徽工业大学学报（社会科学版），2002］中，解光夫和杨韶刚分析，罗洛·梅的人本主义思想具有存在主义取向，罗洛·梅从道德价值观去关注人的生存境地，自由是有限度的，20世纪价值观的丧失是因为神话失去了原始意义，现代价值观的崩解导致焦虑产生，对神话的拒绝使人们失去了生活意义。

叶浩生、郭本禹、彭运石等在《西方心理学的历史与体系》（2005）一书中介绍了罗洛·梅思想的历史地位、其存在思想的主要理论，并系统地阐述了罗洛·梅的焦虑论。但遗憾的是，没有对焦虑的文化诠释进行分析。

张松在《罗洛·梅存在心理治疗的基本思想》（心理学探新，1991）中阐述了罗洛·梅存在心理学产生的思想背景，存在心理的治疗条件、目的任务、治疗方法和过程，并对罗洛·梅的存在思想进行评析，但对于罗洛·梅焦虑思想没有提及。

在《罗洛·梅存在分析中的心理治疗观评析》（医学与哲学，1992）中，姚本先和赵凯侧重于研究的是罗洛·梅心理治疗的理论和方法，罗洛·梅从存在主义哲学的视角去阐述焦虑，对焦虑与恐惧进行了区分。罗洛·梅在弗洛姆的社会文化批判理论基础上对西方理性文化进行批判。但是，罗洛·梅焦虑思想对西方当代社会的批判仅局限于理论、道德、爱与意志等方面，而没有上升到社会历史的高度。

张爱卿在《罗洛·梅的存在主义人性观评析》（教育研究与实验，1992）中阐述了罗洛·梅存在主义人性观的出发点、基本观点和主要贡献。罗洛·梅焦虑思想建立在弗洛伊德焦虑思想的基础上，并且介绍了罗洛·梅和马斯洛关于人性的辩论。关于焦虑问题的内容，只是简单提及人类在灵与肉的矛盾与紧张中产生了焦虑、焦虑与人类同在、焦虑推动人格的发展等观点，并没有进行深入阐述。

邢占军在《自我意识的丧失与复归——罗洛·梅人学思想探微》（理论学刊，1998）中对罗洛·梅的人学的基本内容加以阐述和分析。罗洛·梅提出，人的本质即人具有自我意识。自由是自我意识的另一方面。同时，罗洛·梅认为，从20世纪中叶起，西方进入了自中世纪崩溃以来最感到焦虑的时代。焦虑产生的根源在于：首先，焦虑源于价值核心的丧失；其次，焦虑源于自我感的丧失；最后，焦虑源于用于个人交流的语言的丧失。自我意识的丧失导致人的主体性失落。

郭永玉在博士论文《超个人心理学的理论与实践》（南京师范大学，

2000）中介绍了罗洛·梅反对马斯洛的超个人心理学观点，就罗洛·梅与马斯洛关于超个人心理学观点展开争论。在此，我们了解到了罗洛·梅的观点，即焦虑是人的存在，是人性的一部分。在这里，罗洛·梅并不是主角，不免让人对他的思想产生好奇，有些意犹未尽。郭永玉在《两种人本心理学的辩论》（心理学探新，2003）中通过介绍罗洛·梅与罗杰斯关于人性问题的争论和超个人心理学的批评，阐述了罗洛·梅的存在思想。

刘慧姝的《罗洛·梅存在主义思想思想研究》［兰州大学学报（社会科学版），2016］将主要研究视角放在了罗洛·梅关于存在的各个主题的阐释，但对于焦虑只是进行基本的介绍，以存在为核心对焦虑与神话的关系、焦虑的意义等问题进行了阐述。

（三）罗洛·梅焦虑思想的哲学、伦理学研究

王益明教授在《透视焦虑——焦虑本质的哲学心理学探析》［山东大学学报（哲学社会科学版），2003］中表明，罗洛·梅是当今美国心理学界最有影响的焦虑现象的研究者之一。他从哲学视角以及焦虑本质出发去诠释罗洛·梅的焦虑思想，讨论了罗洛·梅焦虑思想中关于焦虑与自由的辩证关系、焦虑与现实文化因素的关系。他还分析了焦虑是生存焦虑，是人生的必然现象，根植于人的存在之中，是人的基本结构等观点。生存焦虑实质是"分离"焦虑，这种分离是由确定性转向不确定性，具有"终极"意义的分离便是焦虑产生的主要原因。①

杨钧在《焦虑——西方哲学与心理学视域中的焦虑话语》（2013）一书中，概括性地介绍了罗洛·梅思想中焦虑的文化诠释，认为罗洛·梅深受精神分析学的影响，并从文化与社会角度对焦虑进行了诠释。他从焦虑与文化、现代人精神困境两个方面来阐发焦虑的文化诠释。

谭舒在其博士论文《焦虑的"道－德"现象学形态》（2017）中，用

---

① 王益明. 透视焦虑——焦虑本质的哲学心理学探析［J］. 山东大学学报（哲学社会科学版），2003（6）：119－121.

现象学的方法对道德焦虑进行分析，将罗洛·梅焦虑思想中的存在焦虑和迷失焦虑置于道德视域下进行考察，用现象学方法阐述存在焦虑和迷失焦虑的特点、表现和原因，分析罗洛·梅的存在焦虑具有主客对立性、无力感、无根性的特点。谭舒从伦理学视角去分析罗洛·梅的焦虑思想，可见罗洛·梅焦虑思想极具研究价值，同时也为研究罗洛·梅提供新的视角。

综上所述，焦虑是罗洛·梅思想体系中的重要主题，只要研究罗洛·梅的思想必然要涉及焦虑问题，而且《焦虑的意义》一书是罗洛·梅的存在思想形成的标志。可见，焦虑问题是罗洛·梅思想的核心主题。目前，国内学者对罗洛·梅的焦虑思想研究主要集中在厘清焦虑理论的思想来源，确定焦虑的内涵和基本性质，从多种视角挖掘焦虑产生的原因以及焦虑的分类，在心理治疗领域中探求焦虑治疗技术和策略等问题。在我国由郭本禹和杨韶刚主编的《罗洛·梅文集》已经多次再版。同时，杨韶刚关于罗洛·梅存在心理学思想的博士论文《美国本土存在心理学——罗洛·梅存在心理学研究》为本书研究罗洛·梅的思想提供了重要的理论参考。车文博在带领其团队系统地梳理西方心理学史过程中，对罗洛·梅的焦虑理论也做了详尽介绍。

这些研究文献为研究罗洛·梅焦虑思想提供了丰富的理论资源。此外，国内除在心理领域对罗洛·梅焦虑思想进行研究外，在伦理学、社会学、思想政治教育领域也都对罗洛·梅焦虑思想与现实问题进行了分析，可见，罗洛·梅焦虑思想具有时代价值和现实意义。与此同时，罗洛·梅焦虑思想的研究还有一些问题需要解决，主要有以下三个方面：第一，文献资料有待丰富。国内对罗洛·梅焦虑思想研究从 20 世纪 90 年代开始，而近几年研究罗洛·梅的资料较少，并且还没有专门研究罗洛·梅焦虑思想的书籍。第二，研究的视角有待拓展。学者们对罗洛·梅的研究主要在心理学、心理治疗等领域，而且都集中在对罗洛·梅存在主义心理学思想的研究上。对于罗洛·梅的焦虑思想的关注不多。一般来说，学者们在介绍美国存在主义心理学或人本主义心理学的发展历史中会提及罗洛·梅的焦虑思想，但是没有系统地梳理和深入解读。第三，关于文化哲学视域下罗洛·梅焦虑思想研究的文献还没有。罗洛·梅是一位存在心理学家，还没有进入文化哲学研究谱系中。文化哲学的研究主要集中在理论的构建，焦虑问题还没有成为文化哲学研究的核心主题。不过，文化哲学丰富的理论资源和研究成果为我们研究焦虑问题提供了重要的理论支持。通过以上分析，在文化哲学视域下研究罗洛·梅焦虑思想有助于加深我们关于焦虑的理解。

第三节　理论框架与基本观点

一、理论框架

本书共分为五部分。

第一章为绪论，介绍本书研究的目的与意义、国内外研究综述、论文的理论框架与基本观点。

第二章介绍罗洛·梅焦虑思想的理论缘起：一是存在主义哲学的生存论思想，其中包括尼采的西方文化价值重估理论、克尔凯郭尔对个体生存境遇的提示、蒂利希的生存焦虑思想。二是西方精神分析学及其文化理论，主要有弗洛伊德的精神分析理论、弗洛姆的逃避自由理论、霍妮的社会文化理论。三是卡西尔的文化哲学思想，主要分析了卡西尔的文化—符号思想对罗洛·梅的影响。

第三章是罗洛·梅对焦虑问题的基本理解：概述罗洛·梅焦虑思想中焦虑诠释视野，描述焦虑的内涵、本质和类型，阐释焦虑与人的存在、人的存在的三种维度，分析了在世存在及人的生存异化。

第四章是罗洛·梅对现代社会焦虑问题的文化批判：罗洛·梅认为，现代社会焦虑的表征是现代人空虚、孤独、爱与意志缺失，现代社会焦虑问题的文化根源是价值观丧失、自我感的丧失、语言的丧失、悲剧感的丧失、个体自由的悖论，解决现代焦虑问题的途径是要直面勇气、在神话故事中构建新的生活方式、艺术化的生活等。

第五章是罗洛·梅焦虑思想评析：罗洛·梅焦虑思想实现了存在主义哲学与心理学的有机融合，既深化了存在主义哲学的理论，也推动了心理学的发展，促进了当代心理治疗的实践。罗洛·梅焦虑思想的研究价值体现在：为理解和阐释焦虑问题提供了新的视角，为当代文化哲学研究提供了重要的理论资源，对解决现代文化的焦虑问题提供了实践参照。罗洛·梅焦虑思想的限度主要有：文化概念界定受限，夸大了宗教对于焦虑解决的作用。

二、基本观点

罗洛·梅将存在主义与精神分析学进行融合，并结合卡西尔的文化哲学思想，对焦虑进行文化哲学诠释。他从语言、神话、艺术、宗教、历史等文化符号入手，揭示现代人的生存困境。

焦虑是人类存在的文化性问题。当今社会是文化的社会，到处都有文化的印记。"文化"被看作最有力的分析工具，它可以从整体上解释社会的差异、社会结构、自我人格等形成的原因。"文化概念"具有缝合性和构成性的特征。① 由于人是文化的创造者，人生活在文化中并被文化规定，所以，人类的存在是一种文化性的存在。而焦虑是人存在的状态，其本质是生存焦虑，同时，焦虑也是文化的产物。因此，焦虑既是人的生存性问题，也是文化性问题。在这种意义上，将焦虑置于文化的整体框架下进行理解和解释，能够为焦虑提供一种新的解释路径，进而从理论上化解主观与客观的两难困境，实现人的自我同一性。在这种意义上，焦虑作为人类存在的文化性问题属于文化哲学研究范畴。

罗洛·梅是从文化哲学的视角来诠释焦虑。文化哲学是一种哲学理解范式和历史解释模式，它是以人的生存方式作为研究视角，研究内容主要

---

① 欧阳谦. 文化哲学的当代视域及其理论建构［J］. 社会科学战线，2019（1）：3 – 5.

包括：关于人类文化现象的一般研究、对文化模式研究以及对文化模式和文化精神进行批判。① 罗洛·梅作为具有存在主义哲学取向的心理学家，对人类的生存境遇有着敏锐的觉察和文化批判意识。同时，他参考卡西尔的文化—符号哲学思想，将人定义为符号的使用者和推动者，他透过语言、神话、艺术、历史等文化符号形式，描述焦虑的深层规定性和特征，探寻现代焦虑的最深层的文化根源。罗洛·梅对焦虑的研究，实质是将焦虑视作现代人生存结构的内在要素，从现代社会的空虚感、孤独和悲剧意识中反思现代文化危机。另外，罗洛·梅在弗洛姆社会批判理论基础上，对美国个人主义文化模式进行批判。尽管罗洛·梅没有明确地提出文化哲学概念，但实际上，他是通过文化哲学的理解范式和批判范式来诠释现代社会焦虑。应当说，罗洛·梅焦虑思想是文化哲学范式介入现实问题的具体应用。

---

① 衣俊卿. 文化哲学：理论理性和时间理性交汇处的文化批判［M］. 昆明：云南人民出版社，2005：32－33.

第二章 罗洛·梅焦虑思想的理论缘起

　　罗洛·梅焦虑思想的理论基础是存在主义哲学的生存论思想、精神分析学以及卡西尔的文化哲学。其中尼采对西方文化价值的重估、克尔凯郭尔对个体生存境遇的揭示、蒂利希的生存焦虑思想都使罗洛·梅看到，焦虑不只是心理问题，更是人的生存问题。弗洛伊德将焦虑问题置于自然科学的框架中，对焦虑研究具有创新意义。而文化哲学创始人卡西尔的思想中关于人的定义和文化符号理论使罗洛·梅深受启发，因此，罗洛·梅将人定义为符号使用者和推动者，透过语言与神话、艺术、历史等文化符号形式来诠释焦虑。

第一节　存在主义哲学的生存论思想

　　存在主义者将人理解为存在，研究的主题是：人生存的空虚感、孤独感以及生命的悲剧意识，通过对西方理性文化模式的批判来揭示现代人的生存境遇。① 因此，在罗洛·梅焦虑思想中，自由、存在、神话、焦虑的生存意义等内容，都是来自存在主义哲学的生存论思想。

---

① 衣俊卿. 文化哲学：理论理性与实践理性交汇的文化批判 [M]. 昆明：云南人民出版社，2005：175.

一、尼采对西方文化价值的重估

弗里德里希·尼采的哲学思想是西方哲学史的宝贵财富，影响深远。尼采的思想具有一种无比强大的力量，它改造了许多构成西方思想遗产的观念和价值。可以说，20 世纪初的整整一代思想家都在尼采的著作中找到激发他们创作的观念。

第一，重估一切价值。这是尼采哲学思想中最为精华的部分，引起了西方哲学家们的震撼，同时也能看出尼采反抗西方理性文化的决心。尼采要重估的是理性主义和基督教传统中的文化、道德观念。[①] 在《悲剧的诞生》一书中，尼采首次对希腊神话中的酒神进行了心理学分析。[②] 尼采思想的旨趣在于，他反对理性主义思想和文化对人本能的限制和扼杀，关注人生命本能的解放。他洞察到西方社会出现的精神危机，体验到他所生活的时代中人们生存意义的丧失、人的自主性和创造性的丧失。人们沉沦于基督教世界之中，成为基督教的道德奴隶，人们在现实的日常生活中，按照习惯和基督教的伦理价值观支配自己的行为，导致其生命缺乏激情和创造。为此，尼采对西方理性主义传统进行了批判，提出将西方理性思想和基督教文化中的一切价值观念全部摧毁，重新构建新的价值观念。[③]

第二，酒神和日神精神。酒神和日神精神是尼采哲学思想中具有浪漫色彩的部分，他借助希腊神话中的酒神和日神精神，向人们呈现人类的生存图景。他将日神作为理性、道德的代表，酒神作为本能、疯狂的代表，他希望在酒神世界中将人的本能释放出来。基督教的道德观念导致了悲观主义和虚无主义，然而在尼采看来，理性主义的兴起使酒神和日神精神受到破坏，表现为现代人对科技的依赖、习惯于听从别人以及人的自主性丧失。

---

①③　尼采. 重估一切价值［上卷］［M］. 林笳，译. 上海：华东师范大学出版社，2013：19.
②　尼采. 尼采文集［M］. 楚国南，译. 北京：改革出版社，1995：518.

第三，强力意志。强力意志是尼采的理论基点，假定把我们的全部本能生活解释为一种基本一致向往的发展和衍生，它就是强力意志。一切有机功能都可以追溯到这种强力意志。[1] 尼采提出，西方文明导致了悲观主义，而悲观主义又发展了虚无主义，这就意味着人类日益堕落和退化，处于一种麻木、无目标、无标准状态。

罗洛·梅认为，尼采致力于20世纪西方人的心理和精神状态的研究，关注人的存在问题，试图将潜意识、非理性等问题纳入存在的范围。最为重要的是，他从本体论意义上将焦虑界定为存在的状态。[2] 因此，罗洛·梅将尼采视为存在主义者，并对尼采的哲学观点进行了梳理和澄清。

首先，现代社会价值观的崩塌使人深陷焦虑和绝望之中。19世纪科学技术的发展，使人们对科学技术更加依赖，而此时传统理性文化和基督教的思想禁锢着人的生命本能，人的自我意识遭到压抑和禁锢。传统的核心价值观已经不具有说服力，人们开始质疑它。尼采看到了人类技术的巨大进步将导致一定程度的虚无主义，西方社会正在面临精神危机。正是在这样的背景下，人们的价值观丧失，传统价值观倒塌了，新的价值观却还未建立，人们深陷于焦虑和绝望之中。[3] 人的信念的倒塌、尊严的丧失导致人的心理分裂，这是现代社会中最为严重的问题。西方价值观的基础是基督教传统与人本传统，而尼采发现宗教早已腐化，正在走向灭亡。尼采重视自我意识的发展，他看到个体的自我意识在理性文化中丧失，这将导致悲剧性的结果，焦虑体验就是最深刻和痛苦的结果。

其次，从本体论上界定意志。尼采将意志看作人存在的基本特征，意志一直都是潜在的存在。罗洛·梅发现，尼采从本体论意义层面对焦虑和意志等心理学术语进行了解释，因为我们身处的时期是价值观转变的时

---

① 尼采. 生存 [M]. 王宇，译. 长春：吉林出版集团股份有限公司，2017：28－30.

② 罗洛·梅. 存在之发现 [M]. 郭本禹，方红，译. 北京：中国人民大学出版社，2008：71－73.

③ 罗洛·梅. 人的自我寻求 [M]. 郭本禹，方红，译. 北京：中国人民大学出版社，2013：35.

期。在该时期，传统的价值观已经失去了根基，信仰的迷失会使人感到绝望。如果人们都处于这种绝望和焦虑的状态，那么将会变得非常冷漠。[1]在本体论层面使用这些心理学术语，正是由于尼采要为价值观找到新的理论根基。而尼采将权力意志看作人生命中最重要的动力，在权力意志这个概念的使用上，尼采的本意是要激发人的潜能。尼采对艺术也非常重视，在他看来，艺术可以激发人的自我创造和自我实现，正因如此，艺术家拥有可以战胜疾病与痛苦的能力。通过分析尼采的思想，罗洛·梅也深刻地意识到，在自我实现和自我创造的过程中，人的潜能被激发出来，使人能够有勇气去承担生活中的责任。如果人的自我意识受到压抑或束缚，将会出现神经性焦虑，对人们来说，焦虑是最深刻和痛苦的折磨。

最后，生存是生命的最高价值。尼采哲学思想中对基督教思想进行批判，对酒神精神的推崇表现出了尼采追求人类美好生活的愿景，同时也可以看出他对人类生存的关注。受到尼采的启发，罗洛·梅在焦虑的缓解对策中也提到了生活的艺术化，艺术会使人愉悦，要用艺术的眼光去发现生活中的美好。

通过上述分析，我们发现尼采预见了 20 世纪人类的精神危机，对基督教文化进行了深刻的反思和批判，尤其是对现代社会价值观出现的断裂所带来人的精神危机进行探讨，从本体论上去界定焦虑，这些都为罗洛·梅的焦虑研究提供理论参考。

二、克尔凯郭尔对个体生存境遇的揭示

丹麦存在主义哲学家索伦·克尔凯郭尔在哲学上的独特之处在于，将人的存在与情绪体验等意识活动结合了起来。克尔凯郭尔强调人的个体性和人的绝对自由以及创造性，他将恐惧、孤独、自由等作为人生存的根本

---

① 罗洛·梅. 存在之发现 [M]. 郭本禹，方红，译. 北京：中国人民大学出版社，2008：74 - 78.

问题，尤其对焦虑进行了宗教和哲学的思考，并探索其来源。① 克尔凯郭尔焦虑的思想核心内容包括以下内容。

（一） 生存的三种方式

在克尔凯郭尔看来，每个人都应该有自己独特的生存方式，因此，他将人的生存方式划分为三种类型，同时他还将生存方式与焦虑联系在一起，认为生活方式不同会导致焦虑的形式发生变化。美学阶段的生存方式就是要追求人的现实生活，美学境界的生活就是要满足人自身的需求和欲望。在这种生存方式中，人们是快乐的、享受的，人遵循自己的欲望来行动，从外界获取自身的满足。② 在伦理阶段的生活中，个体不仅要与自我发生关系，更要与他人建立关系，要遵守伦理准则。伦理层面要面临选择，基本伦理的选择就是选择自我。遵循伦理原则，致力于使自己融入他人和社会之中，使自己沉迷于普遍与一般之中。伦理生活中的人为了得到他人的认同，会选择压抑自我，选择与他人趋同，或是服从教会的管理。在这种生活中的人过于保守和教条，他们害怕自己与众不同，但压抑的生活又使他们想摆脱束缚、渴望自由。他认为，宗教阶段的生活是人生活境界中的最高境界，但很少有人能过上这样的生活。宗教阶段生活的精髓是要奉献给上帝，但这又导致了个体的孤独。宗教生活是精神得以实现的最高领域，伦理阶段和宗教阶段是人的精神生存。对于克尔凯郭尔来说，只有宗教阶段的人才是本真性的自我，是孤独的个体。③

（二） 焦虑是自由的眩晕

眩晕是我们身体上出现头晕目眩、晕头转向的体验。一般情况下，

---

① 克尔凯郭尔. 颤栗与不安：克尔凯郭尔个体偶在集 [M]. 阎嘉，等，译. 西安：陕西师范大学出版社，2002：20 – 22.

② 克尔凯郭尔. 颤栗与不安：克尔凯郭尔个体偶在集 [M]. 阎嘉，等，译. 西安：陕西师范大学出版社，2002：145 – 149.

③ 克尔凯郭尔. 颤栗与不安：克尔凯郭尔个体偶在集 [M]. 阎嘉，等，译. 西安：陕西师范大学出版社，2002：150 – 155.

当遇到非常大的惊喜或者刺激时，我们的身体会出现这种反应。另一种情况，过度的眩晕会导致人的恐慌、令人痛苦，这时会出现焦虑。自由带来的眩晕会使人出现焦虑，最初的自由会带来快乐的体验，这时的眩晕是令人愉悦的。但是人不能无限制地自由，过度自由带来的就是焦虑。克尔凯郭尔把自由界定为可能性，提出伴随自由而来的便是焦虑。[①]自由的可能性是在选择善或恶中产生的，而这种可能性会走向现实，但中间必须有个媒介，那就是恐惧。人的成长和发展过程中要面临很多选择，这种选择是自由能力的体现，但在人拥有自由选择的同时，也会出现很多可能性和不确定性，当人面对自由选择时，焦虑就会显现出来。这种焦虑是人因自由纠缠而产生焦虑，而焦虑又导致人想方设法地逃避自由。因为自由具有无限的可能性，但是人却是有限的，当有限的人面对无限的自由时，出现的生存体验就是焦虑。[②] 克尔凯郭尔把焦虑看作人特殊存在时的状态。克尔凯郭尔对焦虑与恐惧做了哲学意义上的区分，恐惧的对象是具体而确定的东西，而焦虑的对象是模糊且不确定的，因为焦虑总是与自由如影随形。焦虑是内在冲突的反应，可以分为正常焦虑与神经症焦虑。

（三）焦虑的表现形式

罗洛·梅认同克尔凯郭尔的观点，只要人具有自由可能性的能力，焦虑就一直存在，焦虑就会伴随着人的一生。在人生的不同发展阶段焦虑的表现形式也不同，从人一出生时起焦虑就已经存在了，但此时的焦虑是隐藏的，没有具体的内容。儿童成长时期因与父母的紧张关系而出现的焦虑，尤其是与母亲的分离焦虑，有可能对人的一生产生影响，这个时期自我尚未发展，此时的焦虑只能是纯粹的焦虑。随着人的发展逐步迈向自我觉察，在与环境的互动中人们开始反思焦虑，在这个反思过程中人的自由

---

① 罗洛·梅. 焦虑的意义 [M]. 朱侃如，译. 桂林：漓江出版社，2016：37.
② 索伦·奥碧·克尔凯郭尔. 畏惧与颤栗 恐惧的概念 致死的疾病 [M]. 京不特，译. 北京：中国社会科学出版社，2013：546.

意识开始发展，人具有创造力，在焦虑中人能够发挥自己的创造力去实现自我的完善，这是人类与动物的根本区别。受克尔凯郭尔思想的启发，罗洛·梅对焦虑与自我意识的关系也进行过研究。焦虑能够破坏人的自我意识，如果自我意识足够强大，战胜了焦虑，那么将会实现自我的融合。因此，焦虑来袭时会使自我丧失，但是要勇敢面对焦虑，在焦虑中重新寻找自我，这也是人的创造性和超越性的体现。创造性就意味着对旧模式的改造，或者摧毁旧模式、塑造新模式，具体来说，人要在生活中发挥创造性，改造旧的生活方式，重构新的生活方式，这个过程是人的自由可能性的发挥。由于创造性的存在，导致人的现实处境被改变，面对未来的不确定性，人们会逃避自己的责任。因此，克尔凯郭尔断言，创造性越高的人，潜在的焦虑与疚责就越强。① 克尔凯郭尔焦虑思想中的自由选择、创造力等观点构成了罗洛·梅焦虑思想的核心基础。

（四）焦虑是有意义的

罗洛·梅赞同克尔凯郭尔的观点，即焦虑是比现实更好的老师。② 焦虑具有教育的作用，我们必须有勇气去直面和接纳焦虑，焦虑使人们能够正确地反思人的生存处境，并发挥焦虑的建设性功能去解决我们面临的困境。只有在毫无畏惧地面对焦虑得到经验后，利用焦虑来肯定自我、发展自我意识、加强自我力量，才能发挥焦虑的积极意义，这也标志着人的自我意识的成熟。但是，焦虑除了具有建设性意义还具有破坏性，例如，焦虑可以使人陷入空虚、孤独的痛苦之中，严重焦虑还会导致人的绝望甚至人格分裂。如果我们过度压抑焦虑，还会导致人的身心疾病，因此，人们会采用各种方式来回避焦虑。

（五）焦虑的根源

罗洛·梅患肺结核住院期间，在面对死亡威胁时，他阅读了克尔凯郭

---

① 罗洛·梅.焦虑的意义［M］.朱侃如，译.桂林：漓江出版社，2016：43.
② 罗洛·梅.焦虑的意义［M］.朱侃如，译.桂林：漓江出版社，2016：327.

尔的著作《恐惧的概念》，在这本书里克尔凯郭尔将焦虑描述为人处于危机之中的直接体验，而罗洛·梅在住院期间感受到了真实的生命与死亡之间的危机，所以，罗洛·梅对克尔凯郭尔的焦虑观点非常认同，他觉得克尔凯郭尔的思想更能打动他。从此，罗洛·梅开始了对焦虑问题的思考和研究。克尔凯郭尔将西方的主体—客体之间的分裂看作焦虑产生的根源，因为，这种文化的分裂会导致人的情感生活和精神生活的分裂，出现的结果是特有的焦虑、孤独、人与人之间的疏远，最终导致人的绝望状态，即人与自我的疏远。① 克尔凯郭尔所描绘的是处于危机之中的人们所直接体验到的一切——生命与死亡的危机。克尔凯郭尔不仅分析了焦虑，而且特别分析了由于个体的自我疏远而产生的抑郁和绝望。克尔凯郭尔一直致力于寻求并理解人的存在，反对西方的主—客分裂思维，他坚持主张主体与客体是一体的，不能分离，这个思想也是克尔凯郭尔焦虑思想的理论基调。同时，克尔凯郭尔反对西方文化的主—客二元分裂的思想也影响了罗洛·梅，以至于罗洛·梅焦虑思想一直强调西方理性文化分裂现象，通过焦虑的诠释将矛头直指西方理性文化危机。此外，克尔凯郭尔的焦虑思想具有浓厚的宗教色彩。他以基督教的原罪为主线，将焦虑与人类的宗教直接联系起来，在神话故事中来阐述焦虑的历史过程，在这种意义上，克尔凯郭尔将焦虑提升到了哲学层面进行研究，超越了焦虑的心理描述，焦虑已经不仅是心理问题，它具有了更深广的哲学含义。

应当说，克尔凯郭尔对个体生存境遇的揭示对罗洛·梅影响最深，罗洛·梅通过分析人类的心理困境来追问人的生存境遇，在其思想中包含了人类自我意义的丧失和对理性技术主义的文化批判。罗洛·梅将焦虑置于本体论层面来诠释，焦虑因人的存在价值受到威胁而产生。罗洛·梅焦虑思想受克尔凯郭尔焦虑理论的影响还表现为从哲学视角来阐述焦虑，把焦虑看作人存在的状态，焦虑不仅是心理问题。同时，他也对焦虑进行了分

---

① 罗洛·梅. 存在之发现 [M]. 郭本禹，方红，译. 北京：中国人民大学出版社，2008：60.

类，用于区别心理学的焦虑含义。此外，罗洛·梅焦虑思想还具有宗教色彩，他在提出焦虑具有积极意义的同时也提出了解决的方法，就是借助于神话和宗教信仰来勇敢地面对焦虑，并主张在神话故事中发挥人的创造性，抛弃旧有的生活方式，重新塑造新的生活方式来解决焦虑，这些思想也是受克尔凯郭尔思想的启发。西方社会出现的文化区隔化导致人的异化，焦虑就是人异化的表现。

罗洛·梅将尼采和克尔凯郭尔进行了比较，尼采和克尔凯郭尔反映了19世纪不同阶段的文化，罗洛·梅从比较中发现二者的理论存在很多相同之处：第一，对现代人生存危机的预见。克尔凯郭尔和尼采都预见了西方文化分裂使现代人面临的生存困境，并描述现代人的精神状态。第二，重视人的自我意识。克尔凯郭尔和尼采将人理解为压抑的存在，自我意识的丧失，导致人与自我疏远。但是人不可能放弃自我意识而存在，只不过以此作为一种对现实的反抗，这种逃避焦虑的办法只是暂时的，随后将会出现更严重的神经症，这就是人格的分裂。在人与自我的关系中，人们丧失的自我感是现代人精神危机的深层根源。[①] 第三，焦虑的来源。克尔凯郭尔和尼采指出："现代西方人的焦虑和绝望有两个来源，首先是他丧失了他的存在感，其次是他丧失了他的世界。"[②] 罗洛·梅通过对比克尔凯郭尔和弗洛伊德的著作，发现西方人文学科关于焦虑的研究分为两大研究方向：哲学和心理学，其中哲学对焦虑的研究要早于心理学。随着克尔凯郭尔焦虑概念的提出，存在主义哲学家从生存的视角开始研究焦虑。不同于以往哲学家对焦虑持压抑和回避的态度，存在主义哲学家将焦虑作为存在的主题，这亦是对理性主义文化的反思。克尔凯郭尔明确提出了焦虑的概念，焦虑是一直存在的，只不过最初的形式是隐藏的。

---

① 罗洛·梅. 存在之发现 [M]. 郭本禹，方红，译. 北京：中国人民大学出版社，2008：125.

② 罗洛·梅. 存在之发现 [M]. 郭本禹，方红，译. 北京：中国人民大学出版社，2008：60–61.

三、蒂利希的生存焦虑思想

保罗·蒂利希是美国著名的基督教神学家、存在主义哲学家，是罗洛·梅最敬重且亲密的导师，对罗洛·梅的学术生涯影响至深。罗洛·梅跟随蒂利希系统地学习了存在主义哲学，在蒂利希的引领下，他开始去了解克尔凯郭尔，并与其在焦虑的研究中产生共鸣。蒂利希将宗教视为人的终极关怀，哲学与神学都是研究宗教问题，即关于存在的本体论问题。他的《存在的勇气》集中探讨焦虑、存在、非存在、勇气，其目的在于要用焦虑来进一步分析非存在对自我的威胁。非存在是对"存在"的否定，是对生命的瓦解，非存在所指的是死亡、空虚、无意义。在他看来，最具破坏性的焦虑就是空虚和无意义的焦虑，而勇气是承受焦虑的能力。可以说，蒂利希对焦虑的深入分析是《存在的勇气》这本书最大的亮点。①

（一）存在与非存在

蒂利希从本体论层面来分析焦虑，围绕存在与非存在的关系展开论述。焦虑是因非存在对存在的威胁而产生的，蒂利希从动态的角度去理解人的存在，将存在诠释为生命、过程和生成。非存在的实质是对存在的否定，一个存在者能意识到它自己可能有的非存在，而且每一个存在者都会在创造中肯定自己，这是克服它自身的非存在。② 在本体论层面，存在对于非存在具有优越性。非存在本身没有特征，只有在与存在发生关系中才能获得否定存在的特征。③ 从这个意义上来看，人通过自我意识能够觉察到非存在所带来的威胁，随后对这些威胁进行评估，当这种威胁危及自我的存在时焦虑就会出现。蒂利希对焦虑的研究也很深入，他认为焦虑是个

① 保罗·蒂利希. 存在的勇气 [M]. 成穷，王作虹，译. 北京：商务印书馆，2019：28 – 30.

② 保罗·蒂利希. 存在的勇气 [M]. 成穷，王作虹，译. 北京：商务印书馆，2019：30 – 31.

③ 保罗·蒂利希. 存在的勇气 [M]. 成穷，王作虹，译. 北京：商务印书馆，2019：35 – 36.

体面对威胁时的一种状态，根据对自我存在产生的威胁程度不同，焦虑的形式也不同。人们面对死亡的威胁时，会产生死亡的焦虑，这是因为个体能够意识到自己是有限，在某种意义上，也是所有生命体的自然焦虑。这是对于非存在的焦虑，是对作为有限性人本身的意识。①

（二）焦虑的三种类型

蒂利希根据存在与非存在的关系来划分焦虑的三种类型，将人的自我分为实体上的自我、精神上的自我和道德上的自我。

（1）死亡和命运的焦虑。当非存在威胁到人的自我肯定时，产生的焦虑是人的生存焦虑，这种焦虑是本体论意义上的焦虑，是人们无法回避的焦虑。

（2）无意义和空虚的焦虑。当非存在威胁人的精神上的自我肯定时，此时产生的焦虑是无意义的焦虑和空虚的焦虑。② 人的精神上的自我肯定，使人能够在他所生活的世界中发挥自己的创造性，参与生活世界的创造性活动，在该过程中，人们能找到自己存在的意义。但非存在威胁到精神上的自我时，会出现无意义的焦虑和空虚焦虑。无意义的焦虑是人生存意义的丧失而产生的，空虚的焦虑是人信仰的倒塌所带来的，这两种焦虑都是由于非存在对精神自我的威胁而造成的。

（3）对罪过和谴责的焦虑。蒂利希作为一名神学家，其思想具有深厚的宗教学基础，对焦虑的理解也具有宗教色彩。焦虑的所有形式都是生存性的。当非存在威胁到人在道德上的自我时就会出现谴责焦虑，这是从伦理层面来规定的。③ 人们在生活的世界中，有自己要承担的使命和责任，也要为他人做出贡献，这个评判的标准就是"良心"，当我们没有完成自己的使命，或是做出违背伦理规范的事情时，人的内心就会产生自责或负

---

① 保罗·蒂利希. 存在的勇气 [M]. 成穷，王作虹，译. 北京：商务印书馆，2019：31.

② 保罗·蒂利希. 存在的勇气 [M]. 成穷，王作虹，译. 北京：商务印书馆，2019：40 - 41.

③ 保罗·蒂利希. 存在的勇气 [M]. 成穷，王作虹，译. 北京：商务印书馆，2019：41.

罪感，这是从道德情感上对人的约束。① 当非存在威胁到人道德上的自我肯定时，个体会陷入深深的失落或绝望之中。蒂利希所划分的三种类型焦虑是相互交织在一起的，这三种焦虑都是生存性的，即都包含了人的存在、人的有限性以及人的异化。② 此时，这些焦虑不是心理学和精神病学上的异常症状了，而是人生存的状态。蒂利希还从历史维度对焦虑的历史进行了划分，每一个历史时期焦虑的表现形式都不同，这和特定的历史文化有着直接关系。

（三）存在和勇气

勇气是承担焦虑的能力，也是存在受到非存在的威胁时仍能进行的自我肯定。自我肯定分为两个方面，一是本体论的自我肯定，这种肯定是独立的、居中的、个性化的自我；二是作为参与者的自我进行肯定。③ 蒂利希选取勇气作为他研究的主题，通过勇气与焦虑来揭示人的生存状态。人们在面对非存在的威胁时仍然能够勇敢地进行自我肯定，使自我更加的强大，能够战胜焦虑，这就是存在的勇气。因此，焦虑的本质就是自我肯定受到了威胁，而这种威胁将会导致自我肯定的丧失。自我的肯定，一方面来自人们参与的活动，另一方面是个体自我的肯定。因此，当受到非存在威胁时，我们需要勇气来进行自我肯定，而这种勇气包括作为自我存在的勇气和作为部分而存在的自我。当发生异化时，人的生存状态会发生分裂，也将导致个体存在的勇气发生分裂，此时人们需要思考的是如何实现自我整合，从而实现勇气的统一。存在的勇气和焦虑都是人存在的状态，而存在的状态就是生命的状态。④

罗洛·梅从蒂利希的思想中吸收了以下观点：一是创造的勇气。人的

---

① 保罗·蒂利希. 存在的勇气［M］. 成穷，王作虹，译. 北京：商务印书馆，2019：44.

② 保罗·蒂利希. 存在的勇气［M］. 成穷，王作虹，译. 北京：商务印书馆，2019：45－47.

③ 保罗·蒂利希. 存在的勇气［M］. 成穷，王作虹，译. 北京：商务印书馆，2019：73－74.

④ 保罗·蒂利希. 存在的勇气［M］. 成穷，王作虹，译. 北京：商务印书馆，2019：76.

一生都会受到各种限制，就如死亡和疾病是人不可避免和无法掌控。死亡和疾病也代表着人不是无限的，人是有限的，人类的自由也是有限的自由，所以，在人类的困境中，人既是主体也是客体，拥有自由的同时又被决定。人需要勇气去接受自己的有限性并认识到自己的有限，要有勇气去思考、去面对、去创造，这种勇气是人成熟的勇气，是每一个人必须具备的，能够让我们去坦然面对焦虑。二是焦虑的分类。蒂利希将焦虑形容为非存在威胁的反映，这个非存在是相对于存在而言的，是人在现实存在的处境中所承受的威胁。人具有自我觉察的能力，能够觉察到自身存在意义丧失的威胁，蒂利希将它称为无意义感，用哲学的语言来说，当个体觉察到自己的存在正与非存在的无限可能对抗时，焦虑便产生了。无意义感威胁是一种负面的经验，会被当成自我存在的威胁，这种焦虑是无意义感的焦虑。① 蒂利希将焦虑分为三种类型：对命运和死亡的焦虑、对空虚和无意义感的焦虑、对罪过和谴责的焦虑。命运和死亡的焦虑是正常的焦虑，这是每个人都要面对和经历的，当人的生存受到威胁时就会产生。当人们不能接受这种正常焦虑而去压制它时，就会发展成各种症状的神经症焦虑；当人们能有勇气去面对这种正常焦虑时，人们会转变自己的价值观，重新来适应他需要面对的处境，发挥创造力去将这种焦虑变成有建设性意义的焦虑，这时焦虑并不可怕，反而会教会我们如何面对生活，如何对待自己的有限和死亡。② 三是焦虑研究的视角。蒂利希通过分析各个学科焦虑理论研究的特点，并指出各种焦虑理论的差异性以及缺少能够整合的共同质素，蒂利希对现代焦虑研究的洞见也影响着罗洛·梅。罗洛·梅分别在哲学、社会学、生物学、心理学等学科视域下诠释焦虑理论，并在此基础上构建的存在心理学是关于人的科学，其宗旨是寻找实现现代焦虑理论融合的"公分母"。另外，罗洛·梅焦虑思想中关于价值、存在、文化、神话的阐释，都可以从中看到蒂利希思想的痕迹。

---

① 罗洛·梅. 焦虑的意义［M］. 朱侃如，译. 桂林：漓江出版社，2016：15.

② Cunningham. J. R. The Courage To Create Rollo May：The Courage to Be Paul Tillich［J］. Journal of Humanistic Psychology，2007，47（1）：80.

第二节　西方精神分析学及其文化理论

　　精神分析出现在人类认识自身的历史上，影响了 20 世纪西方人文科学的各个领域。尽管弗洛伊德的精神分析理论受到质疑，但是，罗洛·梅更感兴趣的是弗洛伊德关于焦虑与文化的关系和人类精神困境的深刻分析。

一、弗洛伊德的精神分析理论

　　弗洛伊德的精神分析基本理论主要包含：意识－无意识理论、人格结构理论和人格发展理论。首先，在意识－无意识理论中，弗洛伊德将人的心理活动分为意识、无意识和潜意识。无意识隐藏在人的内心深处，不易察觉，没有被发现，一般是指人的本能欲望。意识是我们能够察觉到的心理活动，在无意识中，有一部分是能够进入意识被我们觉察的，这就是潜意识。其次，在人格结构理论中，弗洛伊德将人格分为本我、自我、超我三个阶段。本我是人的本能欲望，遵循快乐原则；自我是在本我基础上发展出来的，自我在人格结构中负责执行，既要满足本我欲望，还要符合客观现实，自我遵循的是现实原则；超我是人格结构的理想部分，通过内化道德规范和社会要求而形成。最后是人格发展理论。弗洛伊德将人格按照儿童的性欲发展分为口唇期、肛门期、生殖器期、潜伏期和生殖期。

　　弗洛伊德一生都致力于焦虑研究，他将焦虑看作生活的核心问题，焦虑是了解情绪与心理失序的根本问题，焦虑在心理学的治疗中也占据着重要位置。他认为："焦虑的发展和力比多的命运以及无意识的系统有着密切的关系，第一次的焦虑产生于与母体的分离，没有人能够避免焦虑情感。"①

---

　　① 西格蒙德·弗洛伊德. 精神分析导论讲演 [M]. 周泉，等，译. 北京：国际文化出版公司，2000：344.

弗洛伊德的焦虑理论可以分为两个阶段：第一个是从性本能压抑的角度来分析，将焦虑看作力比多受阻而来的，即本我是焦虑的根源。弗洛伊德将焦虑看作有害的反应，性冲动无法宣泄就会出现焦虑。焦虑就是神经官能症的根本现象，它是情绪和心理失调的根本问题。焦虑的第二个理论是对第一个的否定，将焦虑看作自我的根源，是自我发出的信号，当危险出现时人的焦虑就会产生防御机制。弗洛伊德在后期的研究中发现，本能冲动不能转化为焦虑，焦虑是冲突引起的，焦虑的解决就是调节自我与本我之间的关系。[①] 弗洛伊德将19世纪后期的神经症人格描述为一种遭受分裂的人格，即遭受本能驱力的压抑、意识的阻隔、自主性的丧失、自我的虚弱与被动性，再加上由于这种分裂而产生的各种神经症症状。弗洛伊德通过自然科学看到了这种人格的分裂，并关注于阐述其技术性方面的问题，他通过科学技术来理解这种分裂的个体人格。罗洛·梅评价弗洛伊德具有独特天赋，"弗洛伊德将这些深蕴心理学的洞见转化进了他那个时代的自然科学的框架之中"。罗洛·梅的焦虑思想中从心理治疗的角度阐述了弗洛伊德焦虑理论，具体体现在以下三个方面。

（一）明确区分恐惧与焦虑

弗洛伊德主张："恐惧的关注方向是客体，而焦虑指涉的则是个体的状况，并且与客体'无关'。"[②] 弗洛伊德对恐惧这个问题没有作过多的研究，但他区别恐惧与焦虑的标准被罗洛·梅用作区分正常焦虑与神经症焦虑的重要因素。弗洛伊德在这个问题上的区分过于笼统，他将恐惧看作真实的焦虑，称它为客观焦虑，这种客观焦虑是当外在危险来临时产生的反应，是随机存在状态，他并没有把这种客观焦虑放到心理治疗的临床实践中。而另一种神经症焦虑是与实际危险不成比例的，即使没有危险出现，这种神经症焦虑也会产生。弗洛伊德把神经症焦虑看作受到超我谴责时力

---

① 西格蒙德·弗洛伊德. 精神分析导论讲演［M］. 周泉，等，译. 北京：国际文化出版公司，2000：345－347.

② 弗洛伊德. 精神分析引论［M］. 高觉敷，译. 北京：商务印书馆，1996：315.

比多无法宣泄而产生的焦虑，这种神经症焦虑与现实不成正比，而心理治疗针对的就是这种神经症焦虑。因此，神经症焦虑就是力比多受到压抑而形成的。罗洛·梅对弗洛伊德过分强调力比多压抑是焦虑产生的根源进行了批判，罗洛·梅发现，弗洛伊德的这种焦虑理论是从生物性因素考虑的。在弗洛伊德焦虑理论的基础上，罗洛·梅对恐惧与焦虑加以区别。恐惧与焦虑关注的对象不同，恐惧关注的对象是现实中确定的事物，而焦虑所涉及的是个体的状况。罗洛·梅将焦虑分为正常和神经症两类焦虑，当个体面对死亡危险时产生的反应是正常的、真实的焦虑，在罗洛·梅看来，不能简单地将焦虑视为躯体方面的问题，反对将焦虑看作是性本能受到压抑没有释放途径而产生的。①

（二）焦虑的源头

人焦虑的根源应该追溯到早期的童年经历，即使成年以后出现神经症焦虑也可能是童年时的焦虑体验所引起的。儿童从出生后对母亲的依赖以及母亲给予的良好照顾都会让孩子产生信任感，这种信任感会在成年后帮助个体对抗焦虑。儿童害怕与母亲的被迫分离，母亲的排斥是焦虑的最初来源。这是弗洛伊德焦虑理论的转向，由被压抑的力比多产生焦虑转向为人际关系（尤其是与母亲）是焦虑的来源。因此，罗洛·梅认为弗洛伊德的第二个焦虑理论更适合说明焦虑的机制，其理论的转变也部分说明了这个事实。弗洛伊德认为焦虑的根源是孩子与妈妈分离所带来的，他又提出，出胎经验是焦虑的具体来源，而焦虑会在日后的危险情境所出现，焦虑具有个人和所爱对象分离的象征意义。罗洛·梅根据弗洛伊德人格发展阶段的论述，将焦虑的最初来源确定为孩子与母亲的分离，这是最原始的焦虑，就像孩子一看到陌生人就感到焦虑，害怕黑暗与孤独。在弗洛伊德早期理论中，神经性焦虑被看作来自对力比多冲动的恐惧，后来弗洛伊德发现力比多冲动之所以危险是因为这种冲动的表达会有外来危险。在罗

---

① 罗洛·梅. 焦虑的意义 [M]. 朱侃如，译. 桂林：漓江出版社，2016：126.

洛·梅看来，在弗洛伊德的第一个焦虑理论中，外来危险是次要的，因为焦虑是力比多的内在心灵转化。但是，在后期的焦虑研究中，弗洛伊德已经将外来危险倾向于合理化去势，这也表明弗洛伊德对焦虑的研究越来越倾向于象征性诠释。①

（三）文化的作用

弗洛伊德对神话的意义是认可的，神话对于我们理解科学与文化非常重要，在对待神话的态度上，弗洛伊德将神话归为文化范畴之中。罗洛·梅分析了弗洛伊德精神分析理论中的俄狄浦斯神话故事，人类的生活方式在神话故事中得以呈现，人与人之间的关系也通过神话进行了诠释，自我意识的表现也归功于神话。俄狄浦斯在神话故事被放逐，正是 20 世纪末美国人所经历的焦虑体验。为了避免被群体放逐，很多人选择放弃自己存在的意义，去顺从某一群体或组织。在神话中反映出人与人之间的关系、价值观和伦理责任以及自我意识，还有责任的承担与罪责等问题，这些问题都与焦虑有着密切联系。罗洛·梅将神话作为解决焦虑的重要手段，在神话中人的焦虑得以缓解，神话具有疗愈焦虑的作用。

罗洛·梅借鉴了弗洛伊德的焦虑理论，同时也对弗洛伊德的焦虑理论提出了异议。弗洛伊德将人的心理置于科学框架下研究，对于心理学的发展起到了一定的作用，但是将自我从本体论层次降到技术层次，这就使弗洛伊德对焦虑的理解过于技术化。弗洛伊德对焦虑的研究代表了科学主义的心理学方法论，将人的心理等同于科学实验的对象，尤其是把自我当作个体发展的机能，这样会导致将人的心理局限于科学研究中，而忽略了人的独特性和多元性。

罗洛·梅将弗洛伊德的焦虑观和克尔凯郭尔的焦虑理论进行融合，从而构建了他的焦虑思想。显然，弗洛伊德的焦虑理论是运用科学技术解决人的神经症心理问题，将焦虑看作心理学问题是弗洛伊德研究的局限所

---

① 罗洛·梅. 焦虑的意义 ［M］. 朱侃如，译. 桂林：漓江出版社，2016：131－133.

在。存在主义者克尔凯郭尔从焦虑的本体论层面来思考，探寻焦虑的根源，追寻人的生存意义。而新精神主义者则主张从西方社会文化层面来剖析焦虑的根源，在西方文化危机中来理解现代人的焦虑。实际上，罗洛·梅试图将存在主义哲学和精神分析学这两种范式进行结合，他发现存在主义与精神分析都致力于研究焦虑问题，只不过研究的视角不同，但是都寻求一种整合的焦虑理论，从焦虑中去寻求生活中的意义。虽然存在主义哲学和精神分析心理学研究的视角不同，但是存在主义哲学和精神分析学都产生于相同的文化情境中，都反思和批判西方理性文化造成了人心理的异化。罗洛·梅主张，建立一门关于人的科学，要从整体上去理解人的问题，他看到文化分裂带来的学科分裂，已经严重影响了焦虑的研究。他把焦虑视为人的生存问题，将焦虑置于文化的整体框架下进行研究。尽管罗洛·梅对弗洛伊德的理论提出了疑问，但他对弗洛伊德的焦虑治疗技术也非常关注，尤其是移情和共情技术、自由联想技术，后来的存在心理治疗者将这些治疗技术进行了整合。

二、弗洛姆的逃避自由理论

弗洛姆作为人本主义精神分析学派的代表人物。他的思想主要是对马克思主义和弗洛伊德主义进行融合，从而形成自己的思想。弗洛姆对现代人异化心理机制和性格结构的分析较多，他的思想具有社会批判意识。

文艺复兴和宗教改革以后，现代人从宗教中脱离了出来，使现代人的自由性和创造性得以增强，但现代人的生存方式发生了改变。中世纪人们的生存方式是依附于宗教的，在教会中人们获得安全感和稳定感。但现代人在获得自由的同时，生存方式也发生了改变，没能以自由为基础建立合理的生活，人们脱离了教会，反而变得越来越孤独、空虚。在这个过程中，稳定的生活方式和行为习惯已经发生了改变，这就使人们丧失了安全感，感到生活不确定。人们无法忍受长期的孤独，此时的自由成为痛苦的负担，人们开始要逃避自由，只能牺牲自我去重新顺从某个权威。作为极端的典型，出现了受虐狂和施虐狂，所谓受虐狂是表现为顺从，而施虐狂则是控制他人。弗洛姆认为："从本质上讲，受虐狂和施虐狂都是一种共生关系，这两种人失去了自己的完整性与自由。"① 逃避自由的心理机制核心就是现代人主体性失落，弗洛姆揭示了现代人生存方式改变造成的人心理机制的异化。在现代社会异化充斥着我们的整个生活，在人的工作、人的消费、人与国家、人与自己的关系中都发生了异化。每个人都感到自己是一个陌生人，他不仅同自己疏远了，也与他人疏离了，与社会分离了。弗洛姆对理性主义文化的批判试图说明，20世纪民主体制下的生活可以被看作对自由的逃避，弗洛姆对人本性进行客观的考察，重点关注社会对人的促进和抑制作用。

弗洛姆在《健全社会》一书中详细地阐述了20世纪资本主义社会在工业技术、经济及社会结构方面发生的剧变，社会的变革导致人的性格也发生了改变。具体表现在科学技术的变化、工业生产激增、资产日益集中，非理性权威已经失去了作用，人们对理性权威开始感到不满，人与人之间的关系是建立在市场竞争文化下的契约关系。人们与自然之间的关系也发生了改变，人们掌控自然的力量增强，带来了盲目的乐观精神，现代人与自然的关系越来越疏远。同时在个人主义文化的影响下，人们的消费方式也发生了变化。现代人购买欲增强，购买和消费行为发生了变化，消费的异化不仅表现在我们获得商品和消费过程中，休闲的生活也被剥夺，生活方式发生了改变。弗洛姆看到，现代人精神健康和人格健全受到了影响，他将矛头直指现代西方社会的文化和工业资本主义制度，因此，弗洛姆对此进行了社会批判和反思。弗洛姆对西方理性文化批判的主题就是人的心理机制和性格的异化，但弗洛姆明确地表示，他批判的视角是社会制度层面和文化层面，并没有考虑人的生理因素。在他看来，人类情感的基础不是肉体的东西，而是与世界、自然、他人相互作用的人格整体，是人的存在状况所导致的人的生活实践。② 罗洛·梅对弗洛姆的文化批判进行

---

① 弗洛姆．健全的社会［M］．孙恺祥，译．上海：上海译文出版社，2018：23.
② 弗洛姆．健全的社会［M］．孙恺祥，译．上海：上海译文出版社，2018：56.

补充，他认为，弗洛姆低估了人类发展的生理基础，应该说，焦虑既是生理配备也是文化产物。①

弗洛姆的社会文化批判思想对罗洛·梅的影响主要表现在：自我感动缺失导致的深刻焦虑。弗洛姆对现代社会进行了诊断，在发达工业社会条件下，社会性的人格出现了问题，人们陷入孤独和空虚之中。弗洛姆将当今时代称为焦虑的时代，同样罗洛·梅也在自己的焦虑思想中将当今时代称为焦虑的时代。同时，弗洛姆看到了焦虑产生的原因是自我感的缺乏，而罗洛·梅也认同弗洛姆的观点。由此可知，自我感是人类焦虑的根源所在，当人们为了逃避自由而放弃自己的身体主权，②去选择顺从他人或组织时，便会带来人与自我的分离。在现代社会中，由于被理性文化所支配，人的需求和感觉都受到了压抑，因此，要重新寻找和发现自我。

三、霍妮的社会文化理论

新精神分析主义使我们在研究中关注焦虑的文化因素，不论是从广义的文化模式将文化看作特定时期焦虑的决定因素，还是从人际关系中来解释焦虑问题。这些都使我们在焦虑研究中关注文化因素，而且也清晰地认识到焦虑不是来自人的本能或者力比多受到压抑，而是来自人类生活的整体环境。新精神分析从社会文化心理的视角分析焦虑问题，个体的焦虑看似是因为生物本能受到抑制而产生的，其实真正的原因是个体生活的环境威胁到了个体在人际互动中某些根本的价值或表现方式，这种价值涉及人的存在，所以焦虑产生的根源在于此，而不是生物本能受到挫折。精神分析学派的霍妮将社会文化因素引入到焦虑研究中，对此罗洛·梅深受启发。

一方面，霍妮认同对焦虑与恐惧的区分，恐惧是对特定危险的反应，

---

① 罗洛·梅. 焦虑的意义 [M]. 朱侃如，译. 桂林：漓江出版社，2016：180.
② 罗洛·梅. 人的自我寻求 [M]. 郭本禹，方红，译. 北京：中国人民大学出版社，2013：83.

个人可以控制和解决；焦虑的特点是具有不确定感，焦虑是受到威胁时个体出现的反应，对个人来说最核心和最实质的就是关涉到人存在的最基本的价值观，而只要当个人最基本的价值观受到威胁时，焦虑便会产生。霍妮认为，焦虑比本能驱力优先，她主张弗洛伊德的本能驱力本身就是焦虑的产物。① 霍妮将焦虑进行了分类，正常的焦虑被其称为原始焦虑，神经性焦虑也是根本性焦虑，她也认同这种根本性焦虑来自个人早期的人际关系之中，尤其是亲子关系冲突。霍妮分析认为，儿童对于双亲是依赖的，但是面对双亲的分离又充满敌意，所以，在亲子关系中，儿童的依赖与敌意的冲突必定要抑制，这种抑制会让儿童产生无力感或无助感，这是根本性焦虑产生的原因。② 霍妮将焦虑与敌意进行交互影响，敌意与焦虑是互惠的，这是霍妮焦虑理论的特色所在。

另一方面，重视文化因素。霍妮不赞同弗洛伊德对文化的忽视，霍妮看到了文化对焦虑所产生的影响。西方文化一直着重强调理性的思维与行为，而将非理性或者那些看起来似乎非理性的东西视为低劣的。霍妮把焦虑与敌意相互关联，相信敌意能对焦虑产生刺激，而焦虑也会带来敌意。她把逃避焦虑的方式分为四种：第一种是把焦虑合理化，第二种是否认焦虑，第三种是麻痹焦虑，第四种是避免一切可能导致焦虑的思想、情感、冲动和情境。③ 对于此观点，罗洛·梅提出在心理治疗的临床实践中确实存在着焦虑与敌意相关的例证。

霍妮的贡献在于确定了神经症焦虑产生的根源，将焦虑置于心理学的层次上进行研究，同时注意到社会文化（尤其是人际关系）对焦虑产生的影响，这超越了弗洛伊德焦虑研究的科学技术思维理念，为焦虑研究提供了新的路径。不论是从广义的文化模式将文化看作特定时期焦虑的决定因素，还是从狭义角度的人际关系中来解释焦虑问题，都使我们在焦虑研究

---

① 罗洛·梅. 焦虑的意义 [M]. 朱侃如，译. 桂林：漓江出版社，2016：148.
② 罗洛·梅. 焦虑的意义 [M]. 朱侃如，译. 桂林：漓江出版社，2016：150－151.
③ 卡伦. 霍妮. 我们时代的神经症人格 [M]. 郭本禹，方红，译. 北京：中国人民大学出版社，2013：28－29.

中关注文化因素，而且清晰地认识到，焦虑不是来自人的本能或者力比多受压抑，而是来自人类生活的整体环境。

第三节　卡西尔的文化哲学

恩斯特·卡西尔是德国哲学家、文化哲学的创始人。卡西尔的文化－符号哲学的核心思想是，人是符号的创造者，语言、神话、宗教、艺术、科学、历史都是人类的文化符号形式。正是基于这样的研究路径，卡西尔在认识论的研究中转向符号形式哲学。卡西尔的文化哲学思想对罗洛·梅的影响在于，罗洛·梅将人定义为是符号的使用者，罗洛·梅明确指出，关于语言和神话的阐释是参考卡西尔的思想，此外，罗洛·梅将卡西尔的历史解释方法引入存在主义心理学中，主张建立关于人的科学，从文化的整体性角度去理解焦虑。

一、文化哲学核心思想

对人类本性的描述一直是哲学家们思考的问题，哲学家们试图找到人类本性的统一性。人总是将他生活中的经验作为生活的标准，把他生活的小圈子看成是世界的中心。在人本性问题的研究中，每一位哲学家对人性的描述也并不相同，每一位哲学家都是预先设定一个假设，然后将经验的事实放到预先设置好的模式里。近代哲学领域中，关于人本性研究的理论非常多，各个学科的思想家们都根据自己的知识经验来对人的本性进行阐释，但这样反而因各个学科的局限导致对人本性的理解也非常片面。卡西尔也看到了近代哲学中数学理性思维已经不能涵盖人类现象的全部领域，为此，卡西尔对人本性的主题进行了讨论。

（一）人是符号的创造者

卡西尔分析了数学理性思维将人看作理性动物的观点，这种思维方式忽视了人的多样性和丰富性，把人的情感、心理活动看作非理性的东西，采取压制或忽略的态度。从这个意义上，卡西尔提出："人的突出特征、人与众不同的标志，既不是他的形而上学本性也不是他的物理本性，而是人的劳作（Work）。正是这种劳作、正是这种人类活动的体系，规定和划定了'人性'的圆周。语言、神话、宗教、艺术、科学、历史，都是这个圆的组成部分和各个扇面。"① 从这个意义上来看，卡西尔扩大了对人本性的认识，将人的本性由实体性转移到了功能性，同时也展现出人的创造性和超越性的特点。卡西尔进一步提出，人性的特征在于人能够自己选择视角来看待事物，因此不局限于某一种态度，而是能够从不同的层面去理解和看待事物。但是在这个过程中，人与现实的事物并不是直接联系的，从表面看人与世界是分离的，其实通过语言、神话、艺术、宗教、历史、科学等文化符号作为中介将人与世界相关联，这就是符号的中介功能。同时符号还具有生成的功能，这些文化符号是以独立的形式存在的，具有不连续性和根本的异质性，它们构成了人类文化的世界，但是人类文化世界并不是杂乱事实的简单集结。人作为符号的使用者，能够创造符号。人通过符号把这些事实理解为一种体系和有机整体，这就是符号的生成功能。例如，艺术作品将现实中的事物形象化，把现实世界的实物通过艺术的象征手法，以丰富生动的形象表现出来。我们没有直接看到实物，但是通过绘画、文学作品就能洞见实在的形式结构了。在现实生活中，人能够参与创造社会生活，在这些活动中，人能够通过符号来认识到他的个体性。

（二）人类文化符号

人类最原始的符号形式就是神话与宗教，神话存在于一切人类文化发展阶段，神话伴随着人类的理智的发展，我们可以发现，人类的历史都可以在神话的世界里看到，了解人类的历史要从神话中去探寻。神话是情感

---

① 卡西尔. 人论：人类文化哲学导引［M］. 甘阳，译. 上海：上海译文出版社，2013：115.

的产物，在神话的世界里寻找生活的意义，每一个神话故事都是人类在现实生活的展现，神话中有着人类对美好生活的祈望。神话也是一种思维形式。在原始社会中，原始人相信生命一体化，通过神话的中介力量，将人与神灵互动，神话中的人物都能在现实中找到原型，人们借助于神话作为中介，来实现生命的一体性和不间断的统一性，在神话和宗教中，将生命的情感寄托在神话世界里，以神话为中介来将生命的空间和时间进行联结。神话也给人们提供价值和信仰，可以指导人类的行为，人们在神话的世界里获得了自我认同。①

神话与宗教没有本质区别，它们有共同的来源，都是对人类生活中的现象进行诠释，在人类文化的发展中，宗教与神话一直联系在一起，神话中一直含有宗教的思想和主旨，宗教一直将教义和内容渗透到神话中，可以说，神话一开始也是宗教，宗教和神话给人们提供了伦理和道德的规范。从宗教思想中可以看到人类心智的发展和意识的觉醒，其中对巫术的信仰就是人自我信赖的最明显表现，人们想摆脱自然的束缚，于是依赖于巫术来超越自然，巫术是一种信仰，推动人们大胆去做更冒险的事情。巫术让人们相信自己能够凭借自己的力量去掌控自然。②

语言与神话联系非常密切，语言作为人类所创造的符号形式，在符号系统中起到沟通和联结的作用。语言具有统一性，这种统一性不是实体的统一，而是功能上的统一。神话或语言赋予世界以综合统一性的概念，给我们所生活的客观世界中的各种事物赋予概念，建立秩序。人们的知识经验是通过语言加以规定和统一的，这样在科学产生之前，人类的知识也是结构明确、有秩序的经验。正如卡西尔所言："即使在人发现通向科学之路之前，人的经验也并不仅仅只是一大堆乱七八糟的感觉印象，而是一种

---

① 卡西尔. 人论：人类文化哲学导引 ［M］. 甘阳，译. 上海：上海译文出版社，2013：157 – 158.

② 恩斯特·卡西尔. 符号形式的哲学 ［M］. 赵海萍，译. 长春：吉林出版集团股份有限公司，2017：106 – 108.

有组织有秩序的经验，它具有一种明确的结构。"① 语言是人们认识世界和表达情感的工具，语言在文化符号系统中承担着载体和表达的功能，神话、艺术、宗教、科学都需要语言来表达和承载。语言具有中介的功能，通过语言的传达，将主体与客体相互联结起来，同时也通过语言将主体和客体进行区分；在这个过程中，语言也不断地成长，不断地超越，这就是人类的创造性。人类创造语言符号，人类能使用语言进行表达、沟通。② 在人类文化的世界中，神话、艺术、宗教、科学等语言符号是彼此独立，它们有自己的符号世界，语言渗透到神话、艺术、语言和科学等符号中，将这些符号进行联结。

艺术和历史学是人类认识自我的一种方法，也是探索人类本性的工具。艺术不是简单地复制和模仿，我们可以在艺术作品或者历史诗歌中看到真实的人性的各种面貌。如果我们利用的是科学实验、统计学数据来描绘人类的图画，那么我们将看到的是呆板、僵化、毫无生气的人。只有通过绘画、诗歌、戏剧等艺术作品，才能将人的形象生动地展现出来。

历史也不只是僵硬地陈述事实，它们是一种人类自我创造和自我认识的过程。人的劳动成果不容易保存，在人类历史的发展中会受到损坏，即使它们的实体的存在延续着，它们也处在丧失它们的意义的不断威胁之中。③ 科学家的工作是将人类的劳动成果的实体存在保存下来，或者利用科学技术对事物进行还原，在当今的科技时代是可以做到的。物质对象的实体能够保存下来，它的意义如何能够延续下来。历史不是单纯地复制，而是一种综合和建构，在这个重建的过程中，历史学家们将这些宝贵的历史文献材料和文物重新解读和诠释，正因为如此，这些历史留存下来的宝贵财富才会具有活力和意义。因此，卡西尔断言，"一切文化成果都来源

---

① 恩斯特·卡西尔. 符号形式的哲学［M］. 赵海萍，译. 长春：吉林出版集团股份有限公司，2017：246.

② 刘友红. 语言：人类文化创造的总体维度——卡西尔语言哲学研究［J］. 南昌大学学报（人文社会科学版），2007（38）：53.

③ 恩斯特·卡西尔. 符号形式的哲学［M］. 赵海萍，译. 长春：吉林出版集团股份有限公司，2017：244.

于一种凝固化稳定的活动"。①

艺术最初和语言一样都是被看作简单的摹写，直到卢梭和歌德开启新的美学时代，发现了艺术的独特性在于情感的表达。② 艺术是从自然和现实生活中获得素材，创作作品不是简单的摹仿复制，艺术用象征的手法来表达现实生活中的潜在的精神特征和情绪特征，艺术家不仅要真正去感受事物的内在意义，同时也要根据自己的经验和理解，对事物进行艺术的加工，在这个过程中，艺术家将个人的情感、对事物的理解、对生活的意义等都融入艺术作品中，一部艺术作品是表达艺术家对事物和人类生活的看法。例如，毕加索的油画《格尔尼卡》表达了第二次世界大战之前欧洲社会中人的分裂的状况，在这幅画作中我们可以感受到当时美国人的心理空虚和无意义感。毕加索的画直击人类灵魂深处，即使没有亲身经历，但是在画作中我们却可以真切地感受到那个时代的文化困境给人带来的精神痛苦。文学作品中作家通过他笔下的人物和剧情来展示现实中人的千姿百态的生活样态。艺术使我们看到的是人的灵魂最深沉和最多样化的运动，我们在艺术中感受到生命本身的动态过程。艺术家具有敏锐的洞察力，他能够捕捉到事物背后的意义，通过艺术的符号功能，将事物的真正面目表达出来。所以，艺术作为人类文化的符号，它的功能在于将人们对现实世界的看法诠释出来，将事物意义表达出来，在艺术的世界里人们通过艺术作品去认识周围的世界、认识我们自己、思考我们的生存状况。

科学是人的智力发展中的最后一步，并且是人类文化最高独特的成就。科学未出现之前，神话和语言已经为世界赋予意义，规定秩序和统一概念。③ 科学发展的基础依赖于神话和宗教，很多科学研究成果都可以在神话中得到启发。科学与语言紧密地联系在一起，语言为科学提供统一的

---

① 恩斯特·卡西尔. 符号形式的哲学 [M]. 赵海萍，译. 长春：吉林出版集团股份有限公司，2017：218 - 219.

② 卡西尔. 人论：人类文化哲学导引 [M]. 甘阳，译. 上海：上海译文出版社，2013：244.

③ 恩斯特·卡西尔. 符号形式的哲学 [M]. 赵海萍，译. 长春：吉林出版集团股份有限公司，2017：245 - 247.

概念和建立新秩序的基础。例如，科学研究中出现的各种科学术语、概念都是需要语言进行规定和解释，科学中的文献资料也是需要语言进行理解和诠释。科学中出现了各种学科语言，如数学语言、化学语言等，而这些又都是普遍的符号语言。科学家也需要通过语言将自己观察和研究的成果进行描述。总而言之，人类世界不是简单事实的堆积，而是一种整体，一种能够被人类所认识的体系，人类在认识世界的过程中也是自我发展的过程。

（三）符号形式哲学

卡西尔致力于探索和建立"精神科学的方法论"，卡西尔从新康德主义出发，通过对符号形式的研究而将康德的知识论视角和马尔堡学派对自然科学的关注扩展到文化哲学领域上。将哲学的思维范式进行转换，从"理性批判"到"文化批判"，这是一个方法论上的变革。① 自康德以来，哲学家们开始专注于认识批判，并将此作为哲学的主要任务。卡西尔就是从康德的理性批判出发，构建一种能够立足于人类文化创造活动的认识论方法。卡西尔最初将研究视角放在数学、物理学等自然科学的方法论上，他赞同斯宾诺莎的数学伦理思想。后来他发现近代哲学领域中，理性思维已经无法涵盖各学科，在卡西尔看来，认识论不能仅限于某一领域，要涵盖人类进行文化创造的全部领域。人有创造性和超越性，能够认识符号，人的本性是独特和丰富的，人是符号的使用者和推动者。文化是功能性的符号系统，文化符号具有生成性功能和中介性功能。所谓生成性功能是指，人的符号化活动是不断生成的。语言、科学、神话、艺术、宗教等文化符号形式，是人类精神的筹划和营作的产物，在这些文化符号中，世界是不断生成的，世界的客观性取决于人类理解它的方式。② 所谓中介性功

---

① 欧阳谦. 卡西尔的文化哲学及其广义认识论建构［J］. 哲学研究，2017（2）：121 - 122.

② 王国有. 文化哲学的文化自觉与哲学自觉——从卡西尔的文化哲学观看［J］. 社会科学辑刊，2010（1）：12 - 13.

能是指，人不是直接面对世界的，而是通过文化符号的中介去面对世界。也就是说，文化符号使人类能更好地认识世界，才能在对象化的活动中回到人自身，因为通过符号化的活动，世界具有了文化的规定性，面对文化意味着面对人自身。① 符号具有功能性价值，符号的功能就是把人与文化联结起来，符号是人类的意义世界的一部分，人的生命可以通过语言、宗教、艺术等文化形式联合，这是自我发现和理解自身存在的条件。卡西尔把自然科学看作人类文化符号系统中的一个部分或者一个要素，它与语言、神话、艺术、宗教、历史具有同等地位。因此，自然科学和人文科学都是文化扇面的组成部分。人文科学的任务是通过揭示特定的符号象征来理解过去生活的意义，通过诠释符号以揭示其中隐藏的意义，使文化得以重现。② 卡西尔提出，在人文科学研究中应该确立整体性概念。他主张心理学研究中应从整体性去理解人的心理，而不应该将人的心理看作元素结构。③ 文化的整体性是人文科学的原则，而且这种原则早已存在于心理学领域中。人的同一性是无法用物理仪器来测量的，需要从文化的整体性来理解人类存在的意义。另外，人文科学的方法是解释学方法，这也是人文科学的唯一方法。人类文化不断创造和生成新的符号，自然科学的研究方法是将这些符号作为某个单元或者要素进行分解，自然科学的任务是对现象进行研究。人文科学采用的解释学的方法，是对符号进行解释，从而使人们能够揭示出符号所代表的意义，也就是人们通过符号来认识和理解世界。

二、卡西尔文化哲学思想对罗洛·梅的影响

罗洛·梅焦虑思想中的很多理论都与卡西尔的文化哲学思想一致。其

---

① 王国有. 文化哲学的文化自觉与哲学自觉——从卡西尔的文化哲学观看 [J]. 社会科学辑刊, 2010 (1): 12 – 13.

② 刘振怡. 新康德主义与文化哲学转向 [M]. 哈尔滨: 黑龙江大学出版社, 2012: 90.

③ 恩斯特·卡西尔. 人文科学的逻辑 [M]. 沉晖, 等, 译. 北京: 中国人民大学出版社, 2004: 171 – 172.

中关于人的本性的阐释，罗洛·梅看到了人的本性的与众不同，将人看作符号的使用者和推动者。罗洛·梅在阐述语言与神话问题时明确地表明参考了卡西尔的语言与神话的思想。此外，罗洛·梅关于建立人的科学的思考与卡西尔关于人的研究的观点相同。因此，罗洛·梅是在文化哲学的视角下分析现代焦虑问题。

（一）人是符号的制造者

罗洛·梅提出："人类——符号的使用者根据符号来解释他的体验，并把这些符号当作价值观，对它的威胁就会导致深切焦虑的产生。因此，对焦虑的理解不能与伦理符号分离开来。"① 由此可以看出，焦虑与文化符号相关联，人通过对文化符号的诠释中来理解焦虑。据罗洛·梅分析，人具有独特的、与众不同的特征，所以，关于人的本性问题的阐述，可以从三个方面进行：第一，人是一种会谈话、能够将符号用作语言的哺乳动物。人有自我意识的能力，因此，人类能够用抽象的东西来进行思考。第二，人能够超越即时情境。在人类历史进程中，人能够觉察到他受历史的推动，并因此选择他所希望参加以及对他的发展产生重大影响的活动。第三，人能够与同伴进行社会交互作用。人能够在某个界限内塑造以及修复他与同伴之间的关系，他是社会的创造者，以及意义的赋予者。显然，人能够同时将自己体验为客体与主体，也就是人能够根据所在的情境作出相应行为，并且实现自我。人有自我关联的能力，这种能力也是人对周围世界觉察的基础。人类是根据他们自己的象征和意义来看待环境，并与环境发生相互作用的。因此，罗洛·梅提出："现代人自我关联丧失的原因是，他的身体陷入了主体—客体的分裂之中，人们倾向于将自己的身体看作一个客体，是某种外在的，可以用物理或者化学方法进行研究，可以对其进行计算和控制的东西。人具有从外界来看待自己，同时与作为主体与客体

---

① 罗洛·梅. 心理学与人类困境［M］. 郭本禹，方红，译. 北京：中国人民大学出版社，2010：92.

的自我联系在一起的能力。"① 例如，面对焦虑，第一种情况是我们能够接受焦虑，焦虑不会对我们产生特别的伤害，甚至焦虑可以发挥建设性作用。第二种情况是我们与焦虑对抗，那么焦虑将会使我们变得厌烦，甚至是抑郁。第三种情况是我们能接受焦虑，采取压抑的方式，其结果是焦虑就会影响我们的身心健康，引发高血压、胃溃疡等疾病。② 总体而言，人的本性是独特和丰富的，人有自我觉察的能力和自我关联的能力。人既能够将事物抽象为某种符号，又能够对文化符号进行诠释。在我们与他人、与周围世界、与自我的关系中，通过符号来进行联结。而与此同时，卡西尔对于人的定义是从人类文化形式的多样性与丰富性入手，将人看作符号的创造者和使用者，人能在劳作的过程中创造出各种符号。在这一点上，罗洛·梅与卡西尔观点是一致的。卡西尔将各种文化符号都统一在文化的层面上，这样可以凸显文化的整体性。罗洛·梅也从语言、神话、艺术、历史等文化符号形式中去探寻人的存在意义。

（二）语言和神话

罗洛·梅指出，人把语言用作符号，主要体现在："人类使用语言是基于他可以象征性地应对现实这种能力。例如构成'table'这个词的两个语音，并且在我们自己当中已经达成共识，即将这两个语音代表一整类事物。因此，人类能够用像'美''科学'和'善'等抽象的东西进行思考和交流。"③ 由此可知，人通过语言进行谈话，语言具有沟通和联结的作用。同时，语言还具有统一的功能，语言不是将实物进行统一，而是对事物的概念进行统一，这样人们才能在普遍的情境中进行互动和交流。另外，罗洛·梅明确地表示，他关于语言与神话的主题参考

---

① 罗洛·梅. 心理学与人类困境 [M]. 郭本禹，方红，译. 北京：中国人民大学出版社，2010：228-230.

② 罗洛·梅. 心理学与人类困境 [M]. 郭本禹，方红，译. 北京：中国人民大学出版社，2010：222.

③ 罗洛·梅. 心理学与人类困境 [M]. 郭本禹，方红，译. 北京：中国人民大学出版社，2010：223.

了卡西尔《人论》中的观点。例如，理性语言和神话作为人类的沟通方式。尤其是神话是一种使人们与现实协调的特殊途径。神话故事，承担着一个社会的价值，人们通过神话获得认同。通过神话，我们就可以认识一个社会和社会中的人。神话使生活的各个侧面协调一致，以语言为载体，将这些人类经验构成了一种代代相传的叙事，神话赋予生活的意义。① 罗洛·梅将时间的维度引入到主体—客体分裂的问题中，时间是一种对主体与客体之间距离的体验。语言与我们的时间体验具有密切的关系。他认为："语言由于我们能够'保持住'时间而变为可能——我们体验到其时间的差距，而且必须对它采取一些措施。语言还赋予了我们超越时间的力量——我们说'今天''明天'，我们可以计划'下一'周和'下一'年的生活。我们甚至能够在主体的意识中走出那令人惊奇的最后一步，这个主体能够意识到他同时也是一个客体，能够预期我们自己在将来的死亡——也就是说，'我知道，在将来某个时刻，我将不再存在'。"② 与此同时，卡西尔提出，符号具有分离和重组的双重功能。如果将"我"和"你"放在语言或其他文化符号相互交流的汇合点上，这种"我"和"你"的主客分裂的困惑就会解决。例如，将"我"和"你"都处于语言、艺术等形式的统一性中，它们是共同存在并彼此交融的。③ 语言具有描述、解释事物和整合经验的功能，语言可以在时间维度上将人的主体和客体进行联结。语言将主体"我"与行为目的联系起来，语言成为中介，通过使用语言主体意识到自己同时也是一个客体，从而将主体与客体进行联结。显然，罗洛·梅受卡西尔文化哲学思想的影响，已经意识到在语言与神话中可以实现人的同一性，并且用文化符号来理解焦虑。

① 罗洛·梅. 心理学与人类困境 [M]. 郭本禹，方红，译. 北京：中国人民大学出版社，2010：16.

② 罗洛·梅. 焦虑的意义 [M]. 朱侃如，译. 桂林：漓江出版社，2016：160.

③ 罗洛·梅，安杰尔，艾伦伯格. 存在：精神病学和心理学的新方向 [M]. 郭本禹，等，译. 北京：中国人民大学出版社，2011：9.

（三）建立人的科学

罗洛·梅发现，在科学框架下进行的心理研究，会导致研究的视野受限，无法对人进行全面的理解和分析。自然科学将人视为科学实验对象，利用科学技术的方法对人的心理进行测量，治疗师们根据测量的数据来分析人的心理。由于人的本性是复杂的、多样的，仅靠科学技术很难探寻到人心理的深层问题，例如，人的价值观、自我意识、自由等问题常常会被忽略甚至是压抑。罗洛·梅看到近代学术界中各个领域和各学科思想的混乱，为此，罗洛·梅赞同卡西尔的观点，主张将历史解释的方法引入心理学研究中。罗洛·梅将人看作历史文化发展模式的产物，人能够对过去文化的觉察，这是一种文化自觉的表现。这种在自性中体现出来的历史觉察能力，是人的独特能力，同时也是人的自我意识同时以主、客体看待自己的能力。为此，罗洛·梅要把存在主义心理学建构成一门研究人的科学。他提出，"存在主义心理学从最广泛的意义上坚定不移地站在了科学的传统之上。但是，它通过历史的视角和学识的深度，通过接受人类在艺术、文学以及哲学中展现自己的这些事实，通过得益于那些特定的表达当代人之焦虑与冲突的文化运动和洞见，扩展了人的知识。它们代表了一种自然科学与人文主义的统一"。①由此可以看出，存在主义心理学采用历史解释方法进行焦虑的研究。这种方法通过诠释各种文化符号所展现的事实，从而揭示现代社会焦虑产生的根源是文化的分裂。存在主义心理学不是片面地反对自然科学，而是从文化的整体性角度去理解焦虑，这样将会实现自然科学与人文科学的融合。

综上所述，罗洛·梅从存在主义哲学生存论角度将焦虑界定为人的生存状态，从文化哲学的视角诠释焦虑，把焦虑看作文化的产物。人是符号的使用者，当人类文化符号受到威胁时就会产生深切的焦虑。因此，罗洛·梅从批判性的视角来审视各种文化现象，从而揭示现代西方文化分裂导致的人的心理机制的异化。

---

① 罗洛·梅，安杰尔，艾伦伯格. 存在：精神病学和心理学的新方向［M］. 郭本禹，等，译. 北京：中国人民大学出版社，2011：9.

第三章 罗洛·梅对焦虑问题的基本理解

罗洛·梅对焦虑的研究作历史的回溯与概括梳理，分别从哲学、心理学、生物学和文化等视角诠释焦虑问题。总体而言，焦虑的诠释视野可以概括为焦虑的科学诠释和焦虑的文化哲学诠释。透过对焦虑的诠释，罗洛·梅提出，焦虑是因为某种价值受到威胁所引发的不安，而这个价值则被个人视为他存在的根本。① 焦虑的本质是生存焦虑，焦虑是人类生存困境的预警信号，是文化的产物，个人焦虑的情境受制于他的文化标准与价值，文化支配焦虑。罗洛·梅将焦虑问题上升到文化的层面去理解，并围绕人的存在进行焦虑问题的探讨。从存在与非存在的讨论中，阐释焦虑以人的存在为根源，是关于迫近的非存在的威胁。存在的三种维度，即人与周围世界、人与他人、人与自我。同时，罗洛·梅分析了海德格尔关于在世存在的理论，并为我们描述一个人在其中失去主体性的全面异化的世界。

第一节 焦虑的诠释视野

在现代社会，焦虑问题已经成为显性问题，各领域都从不同的视角试

---

① 罗洛·梅. 焦虑的意义 [M]. 朱侃如，译. 桂林：漓江出版社，2016：186.

图去诠释焦虑问题。罗洛·梅看到了现代焦虑理论缺乏一致性，尚处于分散、无序的状态。他希望找到一个"公分母"来整合各种焦虑理论，并从中找到焦虑的根源。罗洛·梅认为，"生物学、心理学和心理治疗领域可在科学技术层面解决焦虑问题，而哲学和文化的视角则能更为深刻地诠释焦虑"。① 因此，我们将焦虑的诠释视野分为焦虑的科学诠释和焦虑的文化哲学诠释两个方面。

一、焦虑的科学诠释

罗洛·梅在对现代焦虑理论进行梳理的过程中发现，在焦虑的研究中，各种焦虑理论相互孤立、分裂，差异性较大。对焦虑的研究知识很多，但都是碎片式理解，对焦虑的理解缺乏统一性和总体性。罗洛·梅提出，对于焦虑研究我们需要的是某种统合的设计。② 关于焦虑的生物学、心理学和心理治疗诠释可以看作焦虑的科学诠释，在他看来，自然科学研究方法将焦虑置于科学技术层面的研究，把焦虑看作某一单元的元素或结构进行科学研究，这样会忽略焦虑背后隐藏的最深层的文化因素。

（一）焦虑的生物学诠释

在焦虑的生物学诠释中，罗洛·梅探讨的主题是焦虑产生的原因不是生理本身，"文化因素与潜藏于身心失序底下的焦虑密切相关"。③ 罗洛·梅对焦虑的生物学诠释强调整合功能以及象征工具的使用，他希望焦虑的生物学诠释在心理学和哲学领域中，朝着更加整合的身心理论方向发展。

1. 焦虑与灾难情境

罗洛·梅强调象征与意义的重要性，人类借着意义与象征把情境诠释为引发焦虑之所在。罗洛·梅提出，"文化是人类征服焦虑的产物，文化

---

① ② 罗洛·梅. 焦虑的意义 [M]. 朱侃如，译. 桂林：漓江出版社，2016：19.
③ 罗洛·梅. 焦虑的意义 [M]. 朱侃如，译. 桂林：漓江出版社，2010：83.

是人类逐渐把与环境调和得适合自己居住的表征"。① 个体所在的生活环境发生变化，尤其是在灾难性的情境中，客观层面是人的行为无法适应环境，主观层面则是焦虑。人都有自己最为重要的需求和倾向，为了满足自身的需求，人会调整自己的行为，使之与所处的环境相适应。在稳定的环境下，人的心理和行为也是稳定的，但是，当人们的生存面临威胁时，就会出现焦虑。罗洛·梅明确指出，"'生存'不只是身体的生命，也包括心理生命，威胁有可能是针对有机体所认同的实存价值"。② 在这种意义上，我们可以看出，焦虑是生存问题，而不是心理的问题。生活中出现的威胁不只是对我们身体造成伤害，实质是破坏了人的自我感，这是焦虑产生的根本原因，也正因为如此，焦虑才会让人更加痛苦。罗洛·梅分析，在战争中士兵们相信自己的能力，对长官充满信心，有着必胜的信念，这是保护个人免受焦虑的防卫机制。个体面对灾难情境时的反应是不同的，之所以会出现焦虑是因为，个体在灾难的情境中，感觉到自我受到威胁，自我与世界关系的觉察失灵。同样，忍受焦虑的能力也是个体自我实现的重要过程。如果我们面对焦虑时能够接纳它，仍能在焦虑体验中继续前行，促进个体的自我的实现，这就是焦虑建设性意义所在。因此，当人们面对战争或者灾难性威胁时，创造能力强的人会忍受焦虑，并且在面对焦虑时还会建设性地克服焦虑。

2. 巫毒死亡

罗洛·梅针从焦虑的情境出发，描述了土著部落的"巫毒死亡"现象。他引述了坎农的观点，原始部落中巫师用一根骨头指着一个人，不出几个礼拜，那个人就会死去，也就是部落成员因受到巫师的诅咒或因吃了禁忌食物而暴亡。③ 罗洛·梅认为，巫师的象征性动作或言语之所以能产生足以致人死命的效果，就是因为在部落的文化中有一种强烈的心理暗

---

① 罗洛·梅. 焦虑的意义［M］. 朱侃如，译. 桂林：漓江出版社，2010：64.
② 罗洛·梅. 焦虑的意义［M］. 朱侃如，译. 桂林：漓江出版社，2010：58.
③ Walter B. Cannon. "Voodoo" Death. American Anthropologist, 1942（44）：169－181，析自罗洛·梅. 焦虑的意义［M］. 朱侃如，译. 桂林：漓江出版社，2010：73－74.

示，正是这种暗示使成员感到极度的焦虑与恐惧，从而完全丧失了生活的信心。部落中的人都相信巫师的咒语，包括被诅咒的人，他也深信自己即将死去，对死亡的恐惧使身体出现反应，人受到创伤性的恐惧而导致死亡。而在现代社会，无论是什么样的诅咒也无法产生那样的作用。① 罗洛·梅进一步分析，焦虑的产生与个体所在的情境有关，当个人面对非常强大的威胁时，可能会出现心理慌乱，当这种威胁非常强大、个体无法应对时，他可能会放弃自己的存在，在他看来，巫毒导致人死亡的真正原因是人失去了信仰，而不是生理性原因。② 在这里，罗洛·梅对巫术现象的分析，阐明焦虑的产生与社会文化情境有关。与此同时，文化哲学思想家卡西尔也提出，巫术不是要解决日常生活的实际需要，巫术的目的不是实践的目的，它是用于人们大胆而冒险的事业。只有在情感极度紧张的情况下人们才会诉诸巫术。当人们要从事一些不确定的事情或者是冒险的事情，人们会通过巫术来增加自己的信心，在巫术举行仪式的过程中，人们会感受到被赋予了一种新的力量感、一种意志力和活力。人们不是服从于自然，而是凭借着精神的能力调节和控制自然。③ 可见，巫术并不会导致人直接死亡，而是巫术所营造的环境对人的暗示，这其中暗含着人们对于巫术所表达的象征意义的理解。

3. 文化与疾病

从医学和生物学角度来看，现代人很多身体疾病都归结为由焦虑引发，如胃溃疡、高血压等疾病。从表面来看，焦虑导致了人的身体疾病。实际上，身体症状可以看作焦虑的表达方式之一，而与人的身心疾病密切关联的是人的生活方式。罗洛·梅分析了胃溃疡的案例，现代人面对压力情境时会出现胃部不适，胃功能与人的情绪有关。当人们在充满敌意、冲突的情境中生活时，人的身体机能会受到影响。例如，当个体遇到离婚、

---

① 杨钧. 焦虑——西方哲学与心理学视域中的焦虑话语 [M]. 北京：北京大学出版社，2013：187.

② 罗洛·梅. 焦虑的意义 [M]. 朱侃如，译. 桂林：漓江出版社，2010：75.

③ 恩斯特·卡西尔. 符号形式哲学 [M]. 赵海萍，译. 长春：吉林出版集团股份有限公司，2017：107－108.

失业等问题，生活方式发生改变会使人缺乏安全感，随之而来的可能是情绪上的反应。在 20 世纪中期的美国，竞争敌意的压抑比性压抑更为普遍，因为焦虑与身心症状高度相关，美国文化比较能接受身体上的疾病，对于情绪或精神上的失序问题采取回避或压抑的态度。因此，罗洛·梅分析，文化会制约个人解决焦虑的方式，特别会制约个体可能会采取的措施。焦虑不是心理问题，焦虑与文化因素密切相关，焦虑会通过人的身体疾病和心理症状表现出来。罗洛·梅进一步分析，生活方式与焦虑的关系。现代西方文化中崇尚竞争的生活方式，在这种生活方式下，胃溃疡的发生率增加。例如，19 世纪初期，未婚女性患有胃溃疡的人居多，尤其是未婚女性因出现明显的焦虑，而出现胃溃疡的症状，而到了 20 世纪 40 年代，男性患胃溃疡的人数居多，主要是在工作竞争的压力下，人们因焦虑而导致胃溃疡。① 罗洛·梅清楚地阐明，当今时代焦虑问题已经非常普遍，他反对将焦虑看作某个特定的神经生理反应，他透过生物学视角来探讨焦虑与身体疾病的关系，要说明的是焦虑实质上不是具体的生理性问题，而是深层的文化问题。人们可以通过象征与意义来诠释他所面对的现实情境，而人们在诠释这些象征与意义时会对现实情境产生不同态度，也就是说，"人们借着意义与象征把情境诠释为引发焦虑之所在"。②

　　总而言之，从生物学视角来分析焦虑，焦虑会通过人的身体和心理症状表现出来，但是焦虑不是生理问题，焦虑与文化密切相关。这应该是罗洛·梅的焦虑生物诠释的真正目的。更重要的是焦虑与人的生活方式有关，生活方式的改变也可能会引发人的焦虑，因此，焦虑不能仅看作简单的身体疾病。

（二）焦虑的心理学诠释

　　在焦虑的心理学诠释中，罗洛·梅提出，人类与动物的区别在于，人具有规划未来、享受既往成就的能力，正是因为这种能力，使人类能够完

---

① 罗洛·梅. 焦虑的意义 [M]. 朱侃如，译. 桂林：漓江出版社，2010：83 – 84.
② 罗洛·梅. 焦虑的意义 [M]. 朱侃如，译. 桂林：漓江出版社，2010：88.

成文化的建构。焦虑是人类社会交往活动的产物，在焦虑体验中重视个体的内在潜能。人类处理意义与想象的能力，以及在这个过程中改变行为的能力都与我们体验焦虑的能力有关。

罗洛·梅从理论层面对焦虑进行分析。第一，认知心理学认为，焦虑的关键在于个体对威胁的评估。认知心理学家把知觉主体的人当成焦虑理论的核心。他们强调焦虑是非病理因素，是人性使然，他们的研究多放在压力效应上，而非焦虑本身。焦虑被视为尚未解决的恐惧，会造成威胁的扩散。焦虑与低度自尊相关联。第二，行为心理学认为，焦虑与恐惧等同。行为主义使用技术进行心理治疗，行为主义心理学家擅长用技术来治疗恐惧，因为恐惧能够被技术控制，而焦虑具有不确定性，很难用技术来处理，所以，行为主义心理学家对焦虑的处理是回避的。第三，人格心理学认为，焦虑与人格倾向有关。人格心理学倾向于追溯到童年时期的亲子关系中，尤其是与母亲的关系，这是人格形成的重要因素。在人格心理学看来，焦虑是情境因素与人格因素互动的结果。因此，在人格心理学中，焦虑的根源很可能来自童年时期母亲的排斥。[①] 第四，学习理论认为，焦虑是学习的动机。莫勒（O. H. Mowrer）从学习理论的视角分析焦虑，罗洛·梅对此非常感兴趣。罗洛·梅分析，在学习理论的研究中，莫勒将焦虑视为人类行为的重要动机之一，焦虑症状是学习来的。人类具有整合性的学习能力，人类会通过象征符号进行推理，也可以根据社会、历史发展来确认自己的发展方向，人类可以在学习中将知识进行整合并且能调整自己来适应环境。因此，社会学习理论的观点是，面对焦虑人类会产生防御机制，并能做出评估，通过调适自己来减轻焦虑。[②]

在西方心理学领域中占主导地位的是科学主义的心理学方法论，科学主义方法论主张：①自然科学的研究取向；②重视科学方法；③还原主义的研究路线，将人的心理或行为还原为化学、物理、生物过程，将心理问题作为一个单元或某个结构元素进行研究；④采用实证方法进行客观研

---

① 罗洛·梅. 焦虑的意义 [M]. 朱侃如，译. 桂林：漓江出版社，2016：108.

② 罗洛·梅. 焦虑的意义 [M]. 朱侃如，译. 桂林：漓江出版社，2016：111 – 112.

究，利用数学、统计、计算机等技术将人的心理转变为客观事实，进行统计、测量分析；⑤因果决定论的解释框架，将人的心理与行为发生的原因，确定成自变量和因变量的关系，根据某一刺激产生心理反应和行为反应的路径进行研究。科学主义心理学的研究方法是建立在自然科学基础上的，用科学技术对人的心理进行研究。① 罗洛·梅同意采用实验数据评估焦虑的方法，但他反对用实验的方法去诱发焦虑。

在心理学领域，罗洛·梅还探讨了儿童的焦虑。罗洛·梅提出，儿童的焦虑发展，主要来自他与父母的关系。② 一方面，亲子关系紧张会容易引发儿童的焦虑。如果父母对孩子疏于照顾，对孩子缺少关爱，那么会导致孩子因缺乏安全感而产生焦虑。这种焦虑最初不会被察觉，而是隐性的焦虑，但是，一旦受到某种情境的刺激，这种焦虑会成为显性焦虑。另一方面，父母的焦虑也会使亲子关系受到干扰。严重焦虑的父母会出现紧张、暴躁、冷漠等不良的情绪反应和过激行为。如果焦虑的父母选择将自己的焦虑反应发泄在孩子身上，那么在这样的亲子关系中，孩子会感到压抑、紧张甚至会出现反抗。特别重要的是，在父母极为焦虑的家庭中，孩子出现焦虑的可能性会增大。

在心理学中，有些心理学家会将压力视为焦虑的同义词，强调的重点是焦虑是发生在人身上的情况。③ 但是，罗洛·梅分析，如果将焦虑与压力等同，那么将无法分析焦虑与恐惧，不能区分各种情绪之间的差异。因此，他提出，焦虑是个体联结、接受与解读压力的方式。压力是通往焦虑的必经之路，而焦虑是我们处理压力的方式，强大的压力或许可以使人从焦虑中解脱。④ 显然，焦虑与压力是不能混为一谈的。

在焦虑的心理治疗诠释中，罗洛·梅主要阐释了弗洛伊德、阿德勒、荣格、霍妮等心理治疗师的焦虑理论。

---

① 彭运石，林崇德，车文博. 西方心理学的方法论危机及其超越 [J]. 华东师范大学学报（教育科学版），2006（24）：49－50.
② 罗洛·梅. 焦虑的意义 [M]. 朱侃如，译. 桂林：漓江出版社，2016：101.
③ 罗洛·梅. 焦虑的意义 [M]. 朱侃如，译. 桂林：漓江出版社，2016：103－104.
④ 罗洛·梅. 焦虑的意义 [M]. 朱侃如，译. 桂林：漓江出版社，2016：105－106.

（1）弗洛伊德提出焦虑的能力是有机体与生俱来的，特定的焦虑是后天习得的。在成年后的神经性焦虑重新启动童年初始来源时，焦虑是有来源的，焦虑的最初来源是母亲的排斥。这在弗洛伊德理论的发展和临床应用上是最常见的形式。应当说，孩子与母亲的分离产生的是原始焦虑，而人的主观与内在心灵的冲突是产生神经症焦虑的原因。

（2）阿德勒虽然没有对焦虑进行明确的阐述，但是在其思想中，他将焦虑与自卑感联系在一起。阿德勒将神经性的自卑感视为焦虑，这种焦虑是神经症人格的背后驱动力。在焦虑的问题上，阿德勒关注焦虑的目的，将焦虑看作控制他人的手段。①

（3）霍妮从社会文化角度去阐述焦虑理论，她根据心理治疗的临床实践，提出在西方文化中敌意与焦虑相关联，霍妮将焦虑进行分类，她将正常的焦虑称为原始焦虑，神经性焦虑称为根本性焦虑，她也认同这种根本性焦虑来自个人早期的人际关系，尤其是亲子关系的紧张。

（4）荣格对焦虑问题没有直接探讨过，他在集体无意识内容中提到过焦虑。荣格认为，焦虑来自集体无意识的非理性的威胁，焦虑是害怕集体无意识的掌控而出现的反应。② 据罗洛·梅分析，荣格的焦虑观点对当代西方文化具有正面的价值，荣格将神经症焦虑的原因归为西方文化对理性的过分强调，他认为，"西方人用理性对抗焦虑，不能正确地面对焦虑，没有用理性去理解焦虑"。③ 但是荣格也陷入了理性和非理性的两难困境，这也导致他的思想与焦虑的概念出现偏差。

（5）沙利文的焦虑理论基础是人格概念，他将人类的活动分为两类：第一类是满足基本生活需要的吃、喝、睡的活动；第二类是追求安全生活的活动。婴儿出生后用哭来表达自己的需求，焦虑是因为婴儿得不到重要关系人的认可而产生的不安。儿童通过哭来与他人交流，表达自己的需

---

① 罗洛·梅. 焦虑的意义 [M]. 朱侃如，译. 桂林：漓江出版社，2016：142 - 144.

② Keddy. P. My Experience with Psychotherapy, Existential Analysis and Jungian Analysis: Rollo May and Beyond [J]. Journal of Clinical Psychology, 2011, 67 (8): 813.

③ 罗洛·梅. 焦虑的意义 [M]. 朱侃如，译. 桂林：漓江出版社，2016：21.

求，希望得到父母的照顾，这是早期的人际沟通的工具，后来开始通过语言交流。由此可以看出，婴儿没有得到重要关系的认可会产生不安的焦虑，通过哭声或语言来得到重要关系人的认同，满足安全感。

通过上述分析，罗洛·梅将生物学、心理学、心理治疗领域对焦虑的研究进行梳理，可以说，这些领域的研究方法大多建立在科学主义的方法论基础上，采用的是自然科学的研究方法，因此，对焦虑进行的是科学的诠释和治疗。罗洛·梅看到，在科学技术的框架下对焦虑的理解是片面的、分裂的。正是基于这种考虑，罗洛·梅试图重新寻找焦虑的理解范式和研究范式，实现焦虑理论的融合。

二、焦虑的文化哲学诠释

从哲学背景中理解焦虑问题，其意义体现在：一是在哲学家的著作中能够寻找到焦虑意义的洞观，二是个体的焦虑受限于他所在的历史文化处境，了解个体的焦虑，就必须对他所处的文化模式有所了解。焦虑的文化诠释是从文化的层面去解释焦虑。① 我们将焦虑的哲学诠释与焦虑的文化诠释结合，主要的目的是：阐明焦虑是人存在的文化性问题；文化哲学视域下的焦虑诠释可以为现代焦虑的研究提供一种文化批判的视野。

（一）焦虑的哲学诠释

焦虑的问题最早是属于哲学伦理学和宗教讨论的范畴。因此，哲学对焦虑的研究要早于心理学。焦虑是人类无可回避的生存处境，焦虑引起了哲学家们的关注，如卡西尔、斯宾诺莎、帕斯卡和克尔凯郭尔等人都对焦虑及其相关问题进行诠释。罗洛·梅表明，不是把哲学的解释系统当成事件的因果，而是把它们视为该时代整体文化发展的一种表现。罗洛·梅认可哲学家们对社会主流文化发展的方向洞察和预见。罗洛·梅对焦虑的哲

---

① 罗洛·梅. 焦虑的意义［M］. 朱侃如，译. 桂林：漓江出版社，2016：146.

学诠释是以 17 世纪为起点，因为主导现代的思想系统是在那个时候成形的。

1. 笛卡尔：身心二元分立

笛卡尔是近代哲学的创始人，他哲学思想中的核心之一就是身心二元对立学说。笛卡尔主张身体与心理是相互独立，互不相干。笛卡尔对于数学和物理过度热衷：一方面他认为数学可为一切知识的形式。另一方面，他认为包括身体在内的物理性质，都可以用数学和物理的方法解决。如果数学和物理方法解决不了的经验事物，不纳入研究范畴中。[①] 笛卡尔的思想支配着 19 世纪所有的自然科学家，这种思想对理性盲从，对非理性经验进行压抑，忽视非理性事物。[②] 受笛卡尔思想的影响，焦虑被看作非理性的，人们对待焦虑的办法是可以用机械与数学的方法来进行驱除的。整体而言，17 世纪的知识精英们普遍的信念就是崇尚理性，他们相信理性可以掌控自然以及人类的情绪，因此，在理性的掌控下焦虑是可以被压抑和消解。其中以斯宾诺莎、帕斯卡尔最为典型。在 19 世纪晚期，笛卡尔的主客二元思想成为思想家批判的重点，将其看作西方文化分裂的根源。存在主义哲学和弗洛伊德的焦虑理论都是在这种历史背景中产生的，并以主客二元对立为基础展开焦虑的研究。焦虑总是不理性的，焦虑在西方文化中一直被认为是非理性文化，被排除在意识之外或者说是被压抑的、隐藏的。焦虑是一直存在的，被压抑的，它以隐性的形式存在。19世纪中期，焦虑才被认为是问题而被凸显出来。随着文化的变迁，焦虑的形式也发生了转变。以 17 世纪为起点是因为主导现代的思想系统，是在那个时候形成的。在 17 世纪的哲学领域中，共同的观点就是人是理性的动物，人有能力在知识、社会、宗教以及情绪生活上自主，在这种意义上，当时人们相信自主理性可以控制个人的情绪。

2. 斯宾诺莎：理性克服焦虑

斯宾诺莎相信焦虑是一个主体问题，是人的心智问题，克服焦虑只能

---

① 笛卡尔. 笛卡尔思辨哲学 [M]. 尚新建，等，译. 北京：九州出版社，2004：18.

② 笛卡尔. 笛卡尔思辨哲学 [M]. 尚新建，等，译. 北京：九州出版社，2004：334 - 339.

用理性来克服，人们不需要感到孤独和焦虑，因为人们有足够的理性能力可以解决任何事情。斯宾诺莎对理性具有的信心，是受他所处的文化环境影响，但他一直在焦虑问题的门槛前徘徊，最终也没有跨进焦虑问题的这扇门。斯宾诺莎对焦虑的态度，正是说明哲学家对焦虑的态度深受理性思维的影响。

3. 帕斯卡：理性的偏失

据罗洛·梅分析，帕斯卡最关心的，还不只是他个人所体验到的焦虑，更重要的是他在同时代人类生活表层下观察到的焦虑。帕斯卡看到了焦虑问题，在理性思维统治中，帕斯卡能够正视焦虑问题，在某种意义上，他比以往的思想家要更有洞察力。帕斯卡最初确信理性是人类所具有的独特本质，但是，他不能接受理性可以解决人类的问题。在帕斯卡看来，仅靠现实理性的指引是不可靠的。因为在真正的现实生活中，理性是依靠人的感觉来获取信息的，由于人的感官和觉知传递的信息不可靠，所以，人的理性也是有局限的。理性是无法完全解决情绪问题的，相反，情绪有时还会推翻理性。帕斯卡所处的时代，自主理性文化是当时文化的主导模式，自主理性的核心信念为当时的文化赋予了心理结构的完整性，19世纪理性文化开始受到威胁出现文化分裂现象。

4. 克尔凯郭尔：19世纪的焦虑

罗洛·梅提出，19世纪的特征就是文化的分裂，这种分裂已经蔓延到社会生活的各个层面。文化的分裂造成人的情感与心理的分离，而人心理的分裂导致焦虑问题开始凸显，焦虑问题是我们无法回避的问题。[①] 在这样的时代背景下，克尔凯郭尔对焦虑进行了最深刻的研究。克尔凯郭尔将焦虑与自由联系在一起，当个人预见自由可能性的同时，焦虑就已经潜藏在那儿了。[②] 此外，克尔凯郭尔从焦虑与创造性的关系来谈焦虑。人因为有创造性的自由，才会产生焦虑。创造意味着推翻旧有的形式，构建新的事物。在此说明焦虑的意义在于它并非与我们身外之物有关，而是人自

---

① 罗洛·梅. 焦虑的意义［M］. 朱侃如，译. 桂林：漓江出版社，2016：32 - 33.

② 罗洛·梅. 焦虑的意义［M］. 朱侃如，译. 桂林：漓江出版社，2016：37 - 38.

身创造的。焦虑还能够教导我们坦诚地面对和接受人类的生存处境,人们要学会正确诠释人类的处境的现实。只有这样,我们才能不被焦虑所摧毁。克尔凯郭尔以发展的态度看待焦虑,焦虑体验的最终目标是完成个体化,成为完整的自我。我们面对焦虑时,依然能够勇敢前行,这是完整的自我人格形成的基础。① 克尔凯郭尔从人的存在的视角开始对发达的工业社会文化进行批判,描述了 19 世纪工业社会条件下人的生存境遇,他将焦虑、绝望、厌烦作为人的生存状态进行分析,深刻揭示了现代社会各种异化的文化力量对人的统治。

从上述分析可以看出,哲学与焦虑有着不解之缘,焦虑不仅是心理问题,更是哲学问题。从哲学的视角解释焦虑,是该时代文化整体发展的一种表现。焦虑是西方理性文化困境的重要反映指标,折射出理性文化进程中文化模式对人的心理造成的影响。焦虑的哲学诠释是罗洛·梅焦虑研究的重要视野,也是其焦虑思想的理论基础。因此,罗洛·梅焦虑思想具有深厚的哲学基础。

(二)焦虑的文化诠释

罗洛·梅将焦虑产生的矛头指向西方理性文化分裂。在研究方法上,他借鉴了卡西尔的历史解释方法,从文化的历史视角去追溯焦虑根源。此外,罗洛·梅对文艺复兴时期的个人主义文化模式进行反思,并结合弗洛姆的社会文化批判理论,对当代文化中的个体孤独和焦虑进行思考。罗洛·梅从文化的层面去诠释焦虑,这是罗洛·梅焦虑思想的最为独特之处,也是对以往焦虑理论的超越。

1. 文化区隔化

罗洛·梅认为,个人的焦虑情境会受制于他的文化标准与价值。所谓的情境,即会启动焦虑的不同威胁,这些威胁多是由个人成长的文化所界定的。不仅焦虑的情境受到文化的影响,而且"焦虑量"即焦虑的严重程

---

① 罗洛·梅. 焦虑的意义 [M]. 朱侃如,译. 桂林:漓江出版社,2016:48 – 49.

度受制于文化的稳定。[①] 在西方文化中，追求个人的成功，竞争性的文化模式占主导地位，这种文化模式也是最普遍的焦虑情境。而文化模式又是人生存的深层维度，在这种意义上，焦虑的情境与人的生存方式密切相关。19 世纪后半叶现代人的主要特征是人格分裂，表现为情感分裂、心理学分裂以及精神分裂。在 19 世纪文化的每一个方面，都可以看到个体人格分裂的现象。例如，易卜生的《玩偶之家》描述了日常生活、家庭生活中的分裂。家庭变成了玩偶之家并最后导致家庭的解体。[②] 文化的区隔化现象还在艺术领域、宗教领域有所表现。罗洛·梅在文化区隔化问题上，非常赞同卡西尔的观点。文化的区隔化成为当代科学特征，每一种科学都以它各自的方向发展，缺乏统一的原则。科学失去统一原则后，人性诠释的观点就众说纷纭。在这种思想无政府状态下，各个学科都在讨论人性问题，这样会造成严重的差异性，同时也对我们的伦理与文化生活构成威胁。为此，罗洛·梅提出，19 世纪的特征就是文化区隔化。[③] 文化的区隔化导致我们现实生活的各个部分完全分离，人的生活方式也发生改变，最终结果是人的分裂。进入 20 世纪后，焦虑凸显为重要的社会问题，更多的学者热心于对焦虑问题作更为具体和深入的分析。罗洛·梅通过分析文化区隔化现象，来阐明焦虑是人类生存的文化性问题。

2. 强调历史面向的重要性

罗洛·梅明确地表明，"当代心理学和精神分析虽已经广泛接受文化因素在当代场域的重要性，但是在历史面向上，直到今天却仍被忽略"。[④] 显然，在对焦虑的研究中，人们已经看到文化因素，但是焦虑的文化诠释不仅是分析焦虑与文化的表层关系，还需要采用历史解释方法来探究焦虑的更深层的意义。正如罗洛·梅所说，切断历史就是切断自己与根脉的联系，切断了我们与人性的主干线。历史是动态的过程，从历史的视角可以

---

① 罗洛·梅. 焦虑的意义 [M]. 朱侃如，译. 桂林：漓江出版社，2016：157.

② 罗洛·梅，安杰尔，艾伦伯格. 存在：精神病学和心理学的新方向 [M]. 郭本禹，等，译. 北京：中国人民大学出版社，2011：25.

③ 罗洛·梅. 焦虑的意义 [M]. 朱侃如，译. 桂林：漓江出版社，2016：32.

④ 罗洛·梅. 焦虑的意义 [M]. 朱侃如，译. 桂林：漓江出版社，2016：159.

帮助我们看到人类问题的共同根源。现代的社会科学研究中缺乏一种历史发展的观念，这样将不能全面地理解人的本性。如果从历史的维度去研究人，我们会发现特定的文化模式是如何形成和引起人的心理冲突和行为模式的。① 罗洛·梅进一步分析，"历史意识是一种自我意识能力，即同时以主、客体看待自己的能力，它深植人类的态度与心理模式，更深入文化的整体模式中。既然社会的每一分子多少是文化历史发展模式与态度的产物，从历史的维度对过去文化的觉察也是一种文化自觉的体现。克尔凯郭尔、卡西尔等学者，已将这种在自性中体现出来的历史觉察能力，描述为人类不同于其他低等存在的独特表现"②。由此，我们也可以看出，罗洛·梅与克尔凯郭尔和卡西尔观点一致，在此基础上，罗洛·梅主张从历史视角去探寻焦虑的深层的根源，要进入人的世界中去理解他的焦虑问题，也就是说，在个人所处的历史文化环境中去寻找焦虑的应对之策。

目前，心理学的研究中重视通过统计测量等科学技术方法对人的心理状态进行把控，但是，这样做的结果会忽视人的过去。人具有历史意识能力，对文化的自觉，同时也是人的自我认识的途径。因此，焦虑的文化哲学诠释目的在于，在历史维度上去理解焦虑，通过焦虑的分析去映射出不同历史时期主导性文化模式的发展变化，进而呈现人类的生存样态。

3. 文艺复兴时期的个人主义

罗洛·梅分析了文艺复兴时期，西方人的个性结构特征是以个人为中心和自恋人格。个人主义文化模式主要表现为：弘扬人性，崇拜理性，无条件的竞争、个人权利强化、追求创新，自由和勇气等。文艺复兴时期，人被看作实体，人的本性具有独特性，人们追求权力和财富，社会只是烘托个人成功的背景。当有权能的个人开始受到重视，极大地激发了人的创造性和潜能。③ 在这样的历史背景下，罗洛·梅开始对个人主义和竞争性

① 罗洛·梅. 心理学与人类困境 [M]. 郭本禹，方红，译. 北京：中国人民大学出版社，2010：68-69.
② 罗洛·梅. 焦虑的意义 [M]. 朱侃如，译. 桂林：漓江出版社，2016：160.
③ 罗洛·梅. 焦虑的意义 [M]. 朱侃如，译. 桂林：漓江出版社，2016：163.

的文化模式进行反思和批判。文艺复兴时期，人的主体性膨胀，整个文化模式都是以自我和竞争为主，人类具有广泛的自由能力，科学技术的万能，利用技术来征服自然，这是一种现代科学的发展和知识的增长带来的极端想法。但是，人们获得自由的同时，靠积累财富来提高自己的社会地位，满足自己的安全感和信心。对于安全感的渴求，使越来越多的财富掌握在少数人手中，而大部分人都要为少数富人工作，尤其是中产阶级普遍感到焦虑，甚至出现敌意。① 同时，在个人主义竞争野心的推动下，人与自我、人与他人的关系疏离正是焦虑产生的根本原因。罗洛·梅断言，焦虑在文艺复兴时期主要是以症状的形式出现，在文艺复兴的这种充满自信乐观的背后，正在酝酿着初期的焦虑感的绝望情绪暗流。这股暗流直到文艺复兴末期才浮上台面。②

4. 弗洛姆：当代文化中的个体孤独和焦虑

罗洛·梅特别重视弗洛姆的社会文化批判理论。在他看来，弗洛姆重要的关怀是当代人的心理孤独，而这种孤独的体验是来自对个人自由的逃避。弗洛姆的文化批判的焦点是资本主义工业制度，他从社会文化层面对现代人的性格结构及有关的心理因素进行分析。

心理孤寂的临界点就是焦虑。根据罗洛·梅的分析，弗洛姆最关注的是当代人的心理孤立问题。他将文化批判的矛头指向西方工业资本主义制度，对现代人异化的心理机制进行具体解析。弗洛姆将自由放在文化层次上来观察，在文艺复兴时期，个体从教会的束缚中脱离出来，获得自由的同时也会出现孤独感、无意义感。一方面，人们无法忍受长期的孤独，人们急需要寻找新的权威来满足自己安全感的需要。另一方面，人们战胜政治和宗教权威而获得自由的同时，也导致了信仰的缺失。为了摆脱焦虑，人们选择重新顺从某一新的权威，但其结果是，人们更加无助和不安。针对这些问题，弗洛姆探索自由的本质。自由有消极和积极两个方面，积极层面上可以发挥人的创造性，消极层面上会导致人的孤立，过分的自由会

---

① 罗洛·梅. 焦虑的意义［M］. 朱侃如，译. 桂林：漓江出版社，2016：172－173.
② 罗洛·梅. 焦虑的意义［M］. 朱侃如，译. 桂林：漓江出版社，2016：67.

使人们通过压抑自我本性或者服从权威来避免。① 罗洛·梅进一步分析，对自由辩证关系就如同儿童摆脱父母的束缚，成为独立个体的过程。孩子出生时与父母的关系是最亲密的，这时的婴儿是无能的，他们只能依赖于父母来获得生存的需要，满足自己的安全感。随着孩子逐渐长大，他的自我意识开始形成，这时人们开始追求自由，逐渐成为独立的个体，这就是个体化进程的开始。② 在摆脱束缚后，带来的潜在的威胁就是孤独、没有安全感的威胁。正常情况下，人们会努力调适自己，积极发展与他人的正向关系。人们无法忍受长期孤独感以及焦虑，这时人们会选择放弃自由，重新建立新的依赖关系，从属于某个权威组织。个体成长带来自由的同时，也会带来孤独，长期的孤独感带来焦虑。西方文化所允许的焦虑减压方法，就是努力去获取成功，减缓焦虑的手段是疯狂地从事生产活动。尽管当代个人主义文化让人相信自由使个人有无上的权力，但是现在越来越多人都在为少数富有的人进行工作，其结果导致人的自由受限，主体性受到压制，造成当代人的无能感、焦虑、缺乏安全感，人们处于无根的状态。为了摆脱孤独，人们会重新归顺于新的权威。其结果没有使焦虑缓解，反而带来人际的疏离和敌意，孤独已经达到了临界点。

中产阶级的神经性焦虑。弗洛姆从社会经济、政治的视角来阐释中产阶级的心理异化。资本主义促进了人的自由增长，也促进了自我的成长。资本主义经济的发展遵循的是个人主义的原则，市场价值成了个人对自己的评价。宣扬自力更生，成功与失败都是自己的事情。人的所作所为都将自己放在首位，每个人都在为自己的目标而努力奋斗。这种以自我为中心的价值观，其结果是切断了个人与他人之间的关系，使人陷于孤立的境遇中。资本主义经济的快速发展，给中产阶级带来了新的希望，中产阶级也开始关注财富，他们坚信通过自己的努力会获得财富，有了财富就会提升社会地位，财富成了普遍认同的特权和成功标准。对于中产阶级来说，获

---

① 罗洛·梅. 焦虑的意义 [M]. 朱侃如，译. 桂林：漓江出版社，2016：174.
② 罗洛·梅. 焦虑的意义 [M]. 朱侃如，译. 桂林：漓江出版社，2016：174－176.

得财富最终的目的不是要维持生计或贪图享乐，而是自我价值的证明。①
经济大萧条使中产阶级在经济上急剧衰落，社会地位也开始下降。在通货
膨胀时期，中产阶级失去了经济独立，大部分人都遭遇失业的危机，中产
阶级夹在富人与贫穷者中间，他们对新兴资本家有潜在的敌意和仇视，但
是中产阶级不会去反抗，只能压抑敌意，被压抑的敌意会产生更多的焦
虑，不断深化的社会挫折，使中产阶级产生无能感和焦虑。② 受弗洛姆的
社会批判理论的影响，罗洛·梅对中产阶级的焦虑研究也非常感兴趣，他
探讨了神经症焦虑是否是主要是中产阶级的现象。在罗洛·梅看来，不论
在心理还是经济层面上，中产阶级在真实与希望上的落差特别显著。西方
文化中的个人竞争野心，也是中产阶级的主要特征之一。法西斯极权主义
的当代文化焦虑症状也是由中下阶级运动开始的，导致中产阶级的焦虑的
原因有两点：一是行为标准难以遵循，二是价值观已不在。中产阶级便困
在其中。③

　　总而言之，当今时代，焦虑的形式出现了变化，焦虑从隐藏的形式逐
渐浮现在不同社会领域中，成为显性问题。罗洛·梅通过哲学、心理学、
心理治疗、生物学、文化的研究视角来诠释焦虑问题。要说明的是，焦虑
问题现在已经成为人文科学领域不可回避的课题。罗洛·梅在对各种焦虑
理论进行分析时也在寻找焦虑的共同基础，使各个分散的焦虑理论找到融
合的平台或者基础，对各个焦虑理论进行统整。显然，罗洛·梅始终在做
这方面的研究，他从各学科焦虑的诠释中发现文化因素贯穿于各个领域之
中，罗洛·梅提出，虽然哲学、生物学、心理学、文化学等学科都从不同
的视角去阐述焦虑问题，但是在文化的维度上却是殊途同归。在各种焦虑
的诠释中，我们对焦虑有了初步的了解。然而，在这些论述中，我们不难
看出焦虑的研究包含着多种视角和维度，代表了不同的思想家的见解。但

---

① 罗洛·梅. 焦虑的意义 ［M］. 朱侃如，译. 桂林：漓江出版社，2016：177.
② 艾里希·弗洛姆. 逃避自由 ［M］. 刘林海，译. 上海：上海译文出版社，2015：140 –
143.
③ 罗洛·梅. 焦虑的意义 ［M］. 朱侃如，译. 桂林：漓江出版社，2016：311 –312.

是在这些焦虑的解释中，各种研究视角的差异性很大，尚未统整。文化哲学作为一种文化批判理论和一种历史解释模式，通过文化哲学阐释焦虑，从历史维度来寻求各种焦虑理论的共同根源和共同目标，从文化批判的视角来揭示西方理性文化危机下现代人的境遇，显然，这种人之生存的焦虑更加深刻和令人震撼。同时，罗洛·梅焦虑思想中关于现代人的生存困境的预见已经出现，可以说，罗洛·梅也是一位社会预言家，其焦虑思想值得当代人深入挖掘和认真解读。

第二节　焦虑的内涵、 本质和类型

焦虑的内涵是围绕着价值展开的，焦虑是因为某种价值受到威胁而产生的不安，这个价值被人视为存在的根本，焦虑的内涵与文化相关。① 焦虑本质上是生存焦虑。罗洛·梅将焦虑分为正常焦虑与神经症焦虑，而他所关注的是正常焦虑的建设性意义。

一、焦虑的内涵

"畏，亦称'畏惧''焦虑'，属于存在主义用语，是在世本身，即人生存的基本结构及其本真的生存方式。"② 最初对畏的现象做出分析的是克尔凯郭尔。他认为，畏不同于害怕，畏是没有具体所"畏"的对象的，畏是使人的自由成为可能的精神状态。海德格尔吸收了克尔凯郭尔的分析，将畏视作为本体论意义上的人的生存状态。他认为，畏没有具体的对象，它只是揭示出人就是自己生存在世界中的在的可能性。③ 从上述的分析中，我们可以看出，存在主义哲学家从本体论层面定义焦虑，将焦虑视

---

① 罗洛·梅. 焦虑的意义 [M]. 朱侃如，译. 桂林：漓江出版社，2016：19 – 20.
② 陈嘉映. 存在与时间读本 [M]. 北京：生活·读书·新知三联书店，1999：128.
③ 陈嘉映. 存在与时间读本 [M]. 北京：生活·读书·新知三联书店，1999：125 – 128.

为人的生存状态。

　　罗洛·梅认同海德格尔的本体论焦虑的观点，即将焦虑看作生存焦虑。同时，罗洛·梅从文化层面对焦虑进行界定，他认为，"焦虑是因为某种价值受到威胁所引发的不安，而这个价值则被个人视为是他存在的根本"。① 威胁可能是针对肉体的（死亡的威胁）或心理的存在（失去自由、无意义感）而来，也可能是针对个人认定的其他存在价值而来。② 这种威胁针对某人认定的重要存在价值，及其衍生出来的人格安全。人的价值对人的行为具有指导作用，面对威胁时，价值能够评估所面对的威胁对人的存在造成的影响，人的焦虑受到价值观的影响。同时，人的价值又受制于人所在的文化。不同的历史时期，文化模式不同，人的价值标准也不同。例如，面对同样的威胁，有的人会产生焦虑，而有的人却没有什么感觉。这就是人们对于同样的威胁会有不同的评估，这中间就是受到人的价值的影响。实际上，我们要理解个体的焦虑，就应该将焦虑置于他所在的文化世界中去分析。在人类文化世界中去诠释焦虑内涵才能从整体角度去把握焦虑，否则我们体验到的焦虑都是片面的。通过对焦虑基本含义的阐释，我们对焦虑有了初步的了解，下面我们深入焦虑的具体特征去理解焦虑。

（一）焦虑没有确定的对象

　　罗洛·梅认为，"焦虑没有特定对象的本质，源于个人安全的基础受到威胁，而正因有此安全基础，个体才得以在与客体的关系中经验到自我，于是主客体的区分也因此崩解"。③ 实际上，引起焦虑的原因，不是现实的具体威胁，而是人的最深层的自我受到了威胁。自我是我们与客观世界之间的纽带，当自我受到威胁，远比来自身体的威胁要强烈。现实中的具体的威胁不能直接触及人的心灵深处，只有人的尊严、自我存在感、

---

① 罗洛·梅. 焦虑的意义［M］. 朱侃如，译. 桂林：漓江出版社，2016：186 – 187.
② 罗洛·梅. 焦虑的意义［M］. 朱侃如，译. 桂林：漓江出版社，2016：186.
③ 罗洛·梅. 焦虑的意义［M］. 朱侃如，译. 桂林：漓江出版社，2016：189.

自我认同感受到威胁时，人的焦虑才会出现，而且当焦虑严重时，会造成情感的缺乏及人格解体。因此，很多心理学家将焦虑看作有破坏性的，甚至将焦虑看作人精神分裂的前兆。

（二）焦虑与现实威胁不成正比

焦虑受到的威胁未必是很强大，只是这种威胁直击我们人格的核心。身处同一情境的人们，并不是所有人都会产生焦虑。其原因在于，每个人的价值选择不同，焦虑产生的程度也会不同。当个体面对的威胁直接打击到最深层的人格结构时，焦虑会出现。所以，引起焦虑的威胁必定是针对个体的存在价值，个体的存在感和安全感受到威胁。焦虑没有确定的对象，人们无法与不确定威胁抗争，因此，人们产生深深的挫败感。焦虑威胁到自我的基础，自我消解既包括人面对死亡的威胁，又包括对人的自我存在的威胁，也就是人的无意义感的威胁。人的尊严、人的价值感、人的自我认同是人格中的重要部分。罗洛·梅阐述了在临床治疗中患者描述的焦虑体验，即焦虑是一种人在水中即将被淹没，但又无能为力的痛苦体验，这种让人窒息的感觉是令人无法忍受的。因此，焦虑是可怕的，甚至有时比身体上的病痛更难让人忍受。虽然焦虑会对自我产生破坏，但是在焦虑体验中自我会不断地发展。因为人有创造性和超越性，所以我们要有勇气去面对焦虑、接纳焦虑。因此，焦虑也会教会我们很多东西。正如罗洛·梅所说："面对焦虑可以强化自我体验，强化我们有别于客体和非存在的感受。"[①]

（三）焦虑与恐惧的区别

焦虑与恐惧总是被混淆，焦虑要先于恐惧。把焦虑研究置放在恐惧研究范畴下的习惯做法，或是试图通过恐惧研究来解读焦虑，都是不合逻辑的。要了解恐惧，就必须先了解焦虑。例如，一位大学生要去牙医诊所拔

---

① 罗洛·梅. 焦虑的意义［M］. 朱侃如，译. 桂林：漓江出版社，2016：189.

牙，在路上遇到了他的大学教授，他和教授打招呼，而教授没有回应他，这个学生感到很失落。罗洛·梅对此进行分析，大学生在街上受到怠慢的那种痛苦体验可能会整天缠着他，甚至到晚上做梦都可能会出现，这种情绪是焦虑。而牙医拿着钻头要拔掉他发炎的牙齿时他所体验到的是恐惧，这种痛苦的强烈程度虽然比焦虑严重得多，但是他拔完牙，恐惧就会消失。焦虑与恐惧具有相同的神经生理基础。焦虑是基础、潜藏的反应，恐惧是具体而明确的经验，两者的差别在于，焦虑打击了他自尊的正中心以及他作为一个自我的价值感，这是他将自己体验为一种存在的最为重要的方面。在其他条件不变的情形下，焦虑的确可能比恐惧更痛苦。它是针对人格核心或本质威胁的回应，而不是对周边危险威胁的回应。恐惧是在威胁尚未抵达之前，就作出的回应。神经症恐惧是潜藏在神经性焦虑分化后的具体和客观层面的表现。换言之，神经性恐惧与神经性焦虑之间的关系，就如同正常的恐惧与正常焦虑之间的关系。①

二、焦虑的本质

（一）焦虑本质上是生存焦虑

焦虑是人生存的基本结构及其本真的生存方式。焦虑不是人的心理情绪，而是人的生存状态。罗洛·梅分析了弗洛伊德和克尔凯郭尔的两种焦虑理论，他认为，弗洛伊德从技术层面阐述了焦虑的心理机制，弗洛伊德的焦虑是性本能压抑导致的，因此他将焦虑确定为精神性的心理疾病，是一种是病态的心理问题。在心理学领域中，焦虑被看作情绪的异常表现，焦虑被视为神经症，是精神分裂的前兆。而存在主义哲学家克尔凯郭尔所描绘的焦虑是处于危机之中的人们所直接体验到生存与死亡的威胁，克尔凯郭尔是在本体论层面上研究焦虑。罗洛·梅的焦虑思想直接来源于克尔凯郭尔，因此，罗洛·梅将焦虑视为人的存在特征。同时，罗洛·梅吸收

---

① 罗洛·梅. 焦虑的意义［M］. 朱侃如，译. 桂林：漓江出版社，2016：202－203.

了蒂利希的焦虑本体论观点，"焦虑是一种状态，是非存在的生存意识"。①
因此，罗洛·梅没有将焦虑看作一种像快乐、悲伤等那样的情感，而是
将焦虑解释为人类在与那些将要摧毁他的存在的东西做斗争时的状态。
焦虑是人的一种本体论特征，是以人的存在本身为根源的。罗洛·梅分
析，焦虑是关于迫近的非存在这一威胁的体验。焦虑是个体开始意识到
他的存在可能会被摧毁、他可能会失去他的自我和他的世界、他可能会变
得"一无所有"的主观状态。② 从这个意义上看，焦虑是生存焦虑，焦虑
表现为两个方面：一是人们面临死亡威胁时而产生的焦虑，这种焦虑是人
的基本焦虑，体现了人的有限性；二是个体自我认同受到威胁，当人与自
然、与他人、与社会分离导致自我感丧失后，人便失去了他的世界和存在
感。因为焦虑是生存性的，所以焦虑不同于恐惧。恐惧有具体的客观对
象，而焦虑与人的自我同一性密切相关。当人的生存环境发生改变，人
们因无法保障自身生存时会产生的焦虑，或者是个体面对死亡威胁时出
现的焦虑，这是对人的有限性的焦虑，更为严重的情况是人的自我同一
性的丧失，这是人在生存中面对不确定危险而产生的无能为力感和绝望
的状态。

（二）焦虑是生存危机的预警信号

当出现焦虑时，就表明人的内在的价值系统存在矛盾，就这个角度
而言，罗洛·梅认为："焦虑可以说具有发烧的预警价值，它是人格不
断在挣扎的信号，也是即将发生严重崩解的指标。"③ 因为我们觉察到人
类随时要直接面对非存在的存在，所以焦虑无所不在。④ 焦虑一直存在
于我们的生活之中，例如，当我们面临死亡、疾病等威胁焦虑会出现。
焦虑是我们所无法逃避和压抑的体验，人类最早的焦虑是来自生存环境

---

① 保罗·蒂利希. 存在的勇气 [M]. 成穷，王作虹，译. 北京：商务印书馆，2019：31.
② 罗洛·梅. 存在之发现 [M]. 郭本禹，方红，译. 北京：中国人民大学出版社，2008：4.
③ 罗洛·梅. 焦虑的意义 [M]. 朱侃如，译. 桂林：漓江出版社，2016：325.
④ 罗洛·梅. 焦虑的意义 [M]. 朱侃如，译. 桂林：漓江出版社，2016：316.

的威胁，这种焦虑激发了人们去思考如何与自然环境斗争。在现代社会中，当我们的生活方式发生改变，面这种变化，人们会产生不安感和不确定感，这时焦虑会出现。因此，不是焦虑导致我们的生活困境，而是焦虑能够引起我们对生存状态的觉察。当人类遭遇生存困境时，焦虑就会凸显。

（三）焦虑是文化的产物

罗洛·梅焦虑思想的独特之处在于，他将焦虑问题上升到文化层面，对焦虑进行文化诠释。罗洛·梅在解读焦虑思想的过程中，发现文化因素是焦虑思想的主线，为此，他提出："个人的焦虑情境，受制于他的文化标准与价值。"[1] 从焦虑的内涵中我们知道，焦虑受到个人的价值所影响，而一个人的价值和行为标准又受到他所生活的文化模式影响。我们生活在文化世界中，人们通过各种文化来认识世界和审视自己。当文化模式中的主导性价值发生改变时，不可避免地会出现焦虑，焦虑会造成人的情感缺失和人格分裂。罗洛·梅在对弗洛姆的社会批判理论进行分析时指出："焦虑既是生理的配备，又是文化的产物。"[2] 与此同时，罗洛·梅通过语言、神话、艺术、历史等文化现象来批判西方技术理性文化造成人的心理困境。

三、焦虑的类型

罗洛·梅在《人的自我寻求》一书中明确提出，他主要关注"生活在我们这个过渡时代的人们的正常焦虑以及这种焦虑派上的建设性用途"。[3] 罗洛·梅研究的是正常焦虑而非病理性的神经性焦虑，这是他与

---

① 罗洛·梅. 焦虑的意义 [M]. 朱侃如，译. 桂林：漓江出版社，2016：157.
② 罗洛·梅. 焦虑的意义 [M]. 朱侃如，译. 桂林：漓江出版社，2016：180.
③ 罗洛·梅. 人的自我寻求 [M]. 郭本禹，方红，译. 北京：中国人民大学出版社，2013：25.

弗洛伊德研究中的明显区别，弗洛伊德将神经性焦虑视为病理性的，其落脚点是人本能的压抑，特别是性压抑导致人出现的精神疾病。而罗洛·梅将焦虑置于存在的层面理解，焦虑是人存在方式的异化导致的心理机制异化，他区分出两种焦虑：正常焦虑和神经性焦虑。

（一）正常焦虑

人们在现实生活中面对客观威胁产生的焦虑就是人的正常的焦虑。一般来说，我们日常生活中出现的焦虑是正常的焦虑，即使没有确切的威胁出现，也会出现正常焦虑。人类在自然、疾病、死亡的面前是脆弱的，生老病死是人类与生俱来的有限性特征，也是人成长的一部分。当人意识到自己是有限的，在面对疾病、死亡的威胁时产生的焦虑就是正常的焦虑。正常的焦虑不是受到压抑产生的，它也不涉及内心的冲突机制，更不需要心理防御机制来应对。正常焦虑是我们在现实生活中能够觉察出来和意识到的。例如，刚出生的婴儿遇到没有被喂食的威胁，所产生的反应，也是在正常焦虑范畴内的。① 相比较而言，正常焦虑对自我意识的破坏强度比神经性焦虑的破坏程度要低，同时正常焦虑带给人痛苦的程度也要低于神经性焦虑，正常焦虑经常被人们忽视。当人生活的环境发生改变后，有些人会出现对环境的不适应，这时可能会出现焦虑，这种焦虑就是正常的焦虑。一般而言，正常焦虑不会对我们生活造成严重影响，如果能够建设性地面对正常焦虑体验，这种正常的焦虑体验也是一种学习的经验。人们在体验焦虑的过程中，对待生活更加积极、更加热情。儿童与母亲分离产生的焦虑也是正常焦虑，这种焦虑是孩子走向独立和成熟的必经阶段，如果处理得当的话，能够重新建立新的亲子关系，同时也促进孩子的人格发展。正常焦虑在现实生活中，需要人们有勇气去面对、去克服，不需压抑或退缩。面对正常焦虑重要的是直面焦虑和焦虑背后的威胁，从而更好地过当下的生活。

---

① 罗洛·梅.焦虑的意义［M］.朱侃如，译.桂林：漓江出版社，2016：190－191.

（二）神经性的焦虑

罗洛·梅认为，神经症性焦虑就是人内在的心理冲突与模式，它是个人无法适应主观威胁而非客观威胁时的反应。神经性焦虑与正常焦虑的反应机制相反，神经性焦虑面对的威胁与客观危险不成正比，会有压抑和其他心灵冲突的形式，会产生退缩行为与警觉。[①] 一般来说，神经性焦虑产生的根源是童年早期的处境。也就是说，神经性焦虑可能与早期的创伤有关，神经性焦虑是个体内部的某种潜意识冲突引起的。实际上，当个体在他的成长中出现真实的危机以及他的价值观受到威胁而不能应对正常的焦虑时，那么神经症焦虑就出现了。神经性焦虑是先前没有解决的正常焦虑的最终结果。罗洛·梅提出："神经性焦虑问题必须被置放在文化历史的网络中来考量，而且这也和人类独特的社会伦理与责任问题有关。"[②] 神经性焦虑出现时产生的压抑，会造成人格的冲突和矛盾，导致人的心理失衡。弗洛伊德将焦虑划分为客观焦虑和神经性焦虑。在弗洛伊德看来，客观焦虑是面对现实威胁产生的，如面对考试产生的焦虑，而神经性焦虑是由对本能冲动的紧张引起的。弗洛伊德对焦虑进行的分类，目的在于把神经性焦虑锁定在主观层面。神经性焦虑是由压抑造成的。压抑会导致人格内在矛盾，人们可能会无法忍受压抑而选择顺从，压抑也会导致人的存在感丧失。因此，神经性焦虑对自我造成损毁，严重的会导致人格分裂。

显而易见，罗洛·梅实际上是要深刻揭示现代社会中焦虑已经成为人的普遍心理机制，正常的焦虑已经广泛流行，当今时代的正常焦虑已经成为人的存在的特征，其根源是在西方社会文化危机下人的行为方式和生存状态异化的表现，最深刻的层面就是人的主体性的失落。

---

① 罗洛·梅. 焦虑的意义 [M]. 朱侃如，译. 桂林：漓江出版社，2016：193 – 194.
② 罗洛·梅. 焦虑的意义 [M]. 朱侃如，译. 桂林：漓江出版社，2016：116.

第三节　焦虑与人的存在

罗洛·梅从存在与非存在的关系中讨论和理解焦虑。焦虑是以人的存在本身为根源的。焦虑是关于逼迫的非存在这一威胁的体验。罗洛·梅分析存在有三种维度：人与周围世界、人际世界、自我世界。

一、存在与非存在

罗洛·梅关于存在与非存在关系的阐释直接来源于蒂利希的本体论焦虑思想。蒂利希对存在与非存在进行阐述，存在被解释为生命、过程或生成。存在其本身"之内"就包含着非存在。这种非存在是作为神的生命过程中永恒的但又被克服的东西而存在的。① 每一个存在者的基础不是没有运动和生成的僵死同一，而是一种活生生的创造力。焦虑是对于非存在的生存意识，是人意识到自己的有限，面对死亡时所产生的体验。这种焦虑也是人的自然焦虑。这是对于非存在的焦虑，是对于人有限性的本身的意识。② 焦虑没有确定的对象。焦虑的另一种类型就是面对威胁性的"虚无"而产生的体验，这是人的无意义感。③ 人为了摆脱虚无，必须追问生存的意义，过有意义的生活。焦虑和人的存在密切相关，存在不是实存，存在是有意义的生存。罗洛·梅在蒂利希的思想基础上，将焦虑看作人的一种本体论特征，为此，他根据存在与非存在的关系对焦虑展开分析。

焦虑以人的存在本身为根源。焦虑是任何存在都会遭受的最为痛苦和基本的威胁，因此它是失去存在本身的威胁。罗洛·梅在临床心理治疗中

---

① 保罗·蒂利希. 存在的勇气 [M]. 成穷，王作虹，译. 北京：商务印书馆，2019：30.

② 保罗·蒂利希. 存在的勇气 [M]. 成穷，王作虹，译. 北京：商务印书馆，2019：31 - 32.

③ 保罗·蒂利希. 存在的勇气 [M]. 成穷，王作虹，译. 北京：商务印书馆，2019：33.

发现，焦虑不仅让人苦恼，同时还会带有畏惧的威胁体验。通过前面的分析，我们已经知道，在这里焦虑不是心理学中的情感反应，不是我们可以抑制或者消除的，焦虑是一直存在的，焦虑的实质是人的自我价值受到威胁时的反应。当一个人意识到自我已经与世界、与他人、与自我失去关联时，当自我的同一性受到威胁时，焦虑就会出现，这是理解焦虑的前提。当人的存在的根基受到打击时，这种焦虑体验是痛苦的。因此，焦虑要比恐惧的痛苦程度强烈。现实中对某物的恐惧和害怕可能是暂时的痛苦体验，但是焦虑会一直缠着我们，让我们不能呼吸，甚至有被淹没的感觉，这种痛苦又无法消除，它没有具体的对象，是模糊的。

焦虑是存在与非存在的冲突。罗洛·梅描述焦虑是关于迫近的非存在的威胁。焦虑总是涉及内在冲突这一事实，这种冲突是我们所说的存在与非存在之间的冲突。① 在罗洛·梅看来，存在的含义可以分为两个方面来理解，其一，存在是一个实体，其二，存在是一个名词。将存在理解为潜能，存在就是潜能。存在是生成，是动态的。非存在是存在不可分割的部分。存在不是一次性给予的，它随时会受到来自非存在的威胁，如死亡的威胁。② 正是存在与非存在处于抗争中，存在才能显现出活力。面对非存在的威胁，人的潜能会出现，焦虑也会随之出现，正因为人有自我意识，面对非存在的威胁时，才会产生出焦虑。当一个人的自我意识缺乏时，面对威胁时不会有焦虑的出现，由此可以看出，焦虑是人自我意识发展的重要体现，在存在与非存在的冲突过程中，实质上是人的潜能实现的过程，在这个过程中焦虑会出现。个体会体验到一种增强的对于他自己、他的世界以及他周围的其他人的意识。

罗洛·梅作为有存在主义取向的心理学家，将人理解为存在，认为焦虑是我们与他人共同经历的经验，当我们遭遇焦虑的经验时，会发现我们

---

① 罗洛·梅. 存在之发现 ［M］. 郭本禹，方红，译. 北京：中国人民大学出版社，2008：116－117.

② 罗洛·梅，安杰尔，艾伦伯格. 存在：精神病学和心理学的新方向 ［M］. 郭本禹，等，译. 北京：中国人民大学出版社，2011：51－52.

的大量知识已经自动转换为全新的模式，这并不是说以往的知识是错误的，而是知识从这个人现实性中获得了其自身的意义、形式和重要性，而这些都成为人的表现形式。迅速增长的技术力量使很多人找不到生活的意义，当今社会的很多人用感情冷漠、精神麻木和享乐主义来减少他们对存在的意识，甚至有人选择自杀来逃避自己的存在。通过发现和确认我们自己的存在，某种内在的确定性才能成为可能。现代西方文化中对存在问题采取回避和压抑的态度，但是存在感与焦虑联系在一起，尤其是现代社会人类生存面临严重的危机，存在的可能性就显得更为重要，存在的特征就在于人具有尊严感和敬畏感。

二、人类存在的三个维度

罗洛·梅阐述了人类存在的三个维度，也是世界同时存在的方面，是我们每一个人的存在方式，只有三个维度相互关联和统一，人才能完整。

周围世界，实质上是指人们的生存环境，即我们生活的自然世界和物体世界。周围世界的功能是维持人和动物的生存。周围世界是所有的有机体生活的世界，它包括生物需要、驱力、本能。这是一个自然规律、自然循环的世界，是有限的、生物决定论的世界。[①] 我们每个人出生就被限定在这个周围世界里，每个人在这个世界里获得生物的需要和本能的展现，这个世界维持人类的生存，人生活在这个自然环境中，必然会遇到各种各样的自然力量，每个人都要调整自己来适应这个世界。存在主义者非常重视人与周围世界的关系，例如，海德格尔和克尔凯郭尔都强调要十分认真而严肃地对待自然的客观世界。他们的思想中都表示过，在人的自我意识中去看待我们的周围世界。罗洛·梅主张要认真地对待我们的周围世界。人与周围世界的关系影响着人的心理机制，人类与周围世界分裂会导致人们的生存异化，人类将面临生存环境的威胁。

---

① 罗洛·梅，安杰尔，艾伦伯格. 存在：精神病学和心理学的新方向 ［M］. 郭本禹，等，译. 北京：中国人民大学出版社，2011：78.

人际世界，是指人与人之间的相互关系，这是人类所特有的世界。但是罗洛·梅提出，人际世界不等同于集体世界或者群体世界。[①] 在人际世界里包含着意义结构，而这种结构是由人与人之间的相互关系建构的。可见，在人际世界里"关系"具有非常重要的作用。关系的本质是在人们互动中两个人都发生了改变，两个人在相互的关系中进行自我确认、自我觉察和自我评价。[②] 根据他人的行动我们来做出自己行为反应。人际世界不会自动并入周围世界或者自我世界。在周围世界中存在的目的就在于适应和顺从，而在人际世界中存在的目的是与他人交往和沟通，不仅要适应社会，而且要主动地参与社会的发展。罗洛·梅在心理治疗的临床实践中发现，我们不能仅从生物学因素去理解爱，应该在人际世界中去体验爱，因为爱的体验依赖于个人的选择，对他人的承诺。现代社会中，人与他人的关系越来越疏离，导致人们对爱的理解也发生变化，而孤独、敌视等异化的症状越来越多，这也反映了人际世界的关系已经处于分离的状态。

自我世界，即个人与自己的关系模式。自我世界是以自我觉察和自我关系为先决条件的，是人类所特有的自我意识世界。[③] 自我世界是人类存在独特的方式，人们在自我世界中进行各种选择，在各种可能性的关系中，人们可以看到自身的能力，可以超越即时的情境，这就是人的自我超越，这种能力也是人类自由的基础。自我超越是自我觉察不可分割的部分。在自我的世界中，一个人将自己看作主体，同时也将自己看作客体。人类可以在任何情境中使用各种符号来描述并交流自己的能力和想法，他可以在既定的情境中根据自己的想象，用不同的方法来做出反应。[④] 罗洛·梅根据心理治疗中收集的资料分析，"人类的意识与无意识的分裂、压抑、意识受阻等心理现象都是由于人类将自己作

① 罗洛·梅，安杰尔，艾伦伯格. 存在：精神病学和心理学的新方向［M］. 郭本禹，等，译. 北京：中国人民大学出版社，2011：79.
②③ 罗洛·梅，安杰尔，艾伦伯格. 存在：精神病学和心理学的新方向［M］. 郭本禹，等，译. 北京：中国人民大学出版社，2011：80.
④ 罗洛·梅，安杰尔，艾伦伯格. 存在：精神病学和心理学的新方向［M］. 郭本禹，等，译. 北京：中国人民大学出版社，2011：95－97.

为主体，同时也作为客体与他的世界相联系的基本能力误用的'神经症'的形式"。①

在罗洛·梅看来，人同时生活在自然世界、人际世界和自我的世界之中。这三种模式是绝不是三种不同的世界，而且总是互为条件，这三种世界是同时存在的在世存在。② 我们生活在周围世界，在这个世界里维持我们生存的需要，人通过自我意识去了解这个周围世界。周围世界、人际世界和自我世界是相互联系的，是人类存在的三种在世存在的模式。例如，我们每时每刻都要存在于周围的世界中，不仅要适应所生活的周围世界，满足我们的生存的需要，还要与他人建立创造性的关系，承担自己的责任，能够进行社会整合。另外，在自我意识中，必须对自己有足够的了解和认识，在与周围世界和他人世界的互动中，我们也会做出相应的行为反应。③ 罗洛·梅在世界的三种模式中来理解个体，周围世界是人的生物驱力、命运与决定论的世界；人际世界是与他人的关系世界，表现为对同伴的承诺和对社会的责任；自我世界是个体能够意识到他独自在斗争的命运世界，在自我的世界中，个体必须在操纵他的命运的自然力量和社会力量中意识到他自己的同一性，现代人焦虑的原因之一就是，现代人丧失他们体验的现实感，缺少自我的同一感和自我意识。④

三、在世存在与异化

现代人正在经历自我与世界的异化，他们已经失去了自己的世界，失去了对社会的体验，可以说，这是现代人最为严重的问题之一。罗洛·梅

---

① 罗洛·梅，安杰尔，艾伦伯格. 存在：精神病学和心理学的新方向 [M]. 郭本禹，等，译. 北京：中国人民大学出版社，2011：95.

② 杨韶刚. 存在心理治疗探析 [J]. 吉林大学社会科学学报，1996 (3)：14-15.

③ 罗洛·梅. 存在之发现 [M]. 郭本禹，方红，译. 北京：中国人民大学出版社，2008：138.

④ 罗洛·梅. 存在之发现 [M]. 郭本禹，方红，译. 北京：中国人民大学出版社，2008：141.

以存在主义哲学为基础，试图重新发现人是在世存在的重要性。

（一） 在世存在

在世存在是海德格尔用语，是此在的存在方式，它是一整体结构。① 在海德格尔看来，此在是能追问存在意义的存在者，也就是当存在者提出存在意义的问题时，他就已经成为此在了。此在是存在论的概念，此在与"人"概念不同。一般来说，心理学、生物学、人类学等学科中的"人"是一般意义上的存在物，而此在是存在论意义上的，也就是说，只有此在的生存，其他存在物的存在意义才能被理解。此在的本质在于它的生存，此在的生存是一个自我显示的过程。海德格尔把个人的自我称为此在，意在说明，个人是这样的生存者，除了生存之外，此在一无所有。② 与此同时，海德格尔把此在，即人的存在其中得以展开的世界描绘为人与物品、工具打交道，并与他人共存的世界。③ 此在的日常存在方式有闲谈、好奇、含混。日常交谈常表现为闲谈，是指道听途说、流言蜚语、人云亦云的议论，也就是一件事情是怎么样的要取决于人们对它是怎么说的。好奇被描述为不求甚解，对事情只是探求好奇，但是不用心的生存状态。含混是揣测大家心理，顺从群体的意愿，见风使舵的说辞。海德格尔把闲谈和好奇称为"沉沦"，这种状态是人的本真状态向非本真状态的沉沦，也就是异化。④ 畏就是此在的显现方式，是人类的生存处境，沉沦在被抛的实际境况中不能自拔，本真的自我受到来自世界的威胁而焦虑。

在世存在表明，"世界"是此在的存在方式，是其他事物向此在显示的结构。此在的世界开放出来的不仅是工具与物体，而且也有以在世方式存在的存在者，他们和此在本身具有同样的存在方式。⑤ 例如，一个人在

① 陈嘉映. 存在与时间读本 ［M］. 北京：生活·读书·新知三联书店, 1999：29.
② 陈嘉映. 存在与时间读本 ［M］. 北京：生活·读书·新知三联书店, 1999：31 – 32.
③ 陈嘉映. 存在与时间读本 ［M］. 北京：生活·读书·新知三联书店, 1999：40.
④ 陈嘉映. 存在与时间读本 ［M］. 北京：生活·读书·新知三联书店, 1999：47.
⑤ 陈嘉映. 存在与时间读本 ［M］. 北京：生活·读书·新知三联书店, 1999：82.

用锤子修理屋顶，此时的锤子是他修理房屋不可或缺的一部分，是与他的生存环境不可分的上手之物，而此时他所关注的是屋顶是否修理好。但如果锤子不好使，锤子坏了或者锤子太重，他就会把注意力放在锤子上，研究锤子，此时的锤子就是"现成之物"，这时"锤子太重"的感觉变成了"锤子是重"的判断，这就是理性认识的开始。海德格尔用此说明，在世界内首先被揭示的存在者的存在方式是上手状态。①

罗洛·梅借用海德格尔的在世存在，试图重新发现人的在世存在的重要性。现代人与周围世界、与他人、与自我疏远而导致存在的异化，因此，现代人已经失去了他们的世界，失去了他们对社会的体验。人类存在的独特之处就在于此，即人在那里的存在。人是能够意识到他的存在，并能够对他的存在负责。正是这种更能够意识到他自己的存在的能力，使人类与其他的存在区别开来。存在应当被用来指潜力，即潜能的来源，存在就是潜能。凭借这种潜能，我们每个人都能成为真正的自己。它通常具有动态性的内涵，即处于过程之中的某个人和正在成为某物的某个人，是一种生成。个体与他的世界是一个整体，在结构上是完整的，在世存在精准地表达了这一点。总之而言，罗洛·梅引述海德格尔在世存在的理论，其目的是要从文化批判的视角为我们展示一个人在其中失去主体性，全面异化的状态。

（二）人的异化存在

20世纪的西方人不仅体验到了一种关于他周围的人类世界的异化，还在自然界中承受了一种被疏远的内在的折磨。异化是人类作为主体与客观世界分裂的结果，当代人的孤独、隔离正是异化的生存状态的反应，是人已经失去了他的世界的状态，这些隔离与异化的状况反映了一个人与世界的关系已被破坏的状态。正如罗洛·梅所说，异化是人类作为主体与客观世界相分裂的最终结果，这种异化在西方人想要获得超越自然的力量的

---

① 陈嘉映. 存在与时间读本［M］. 北京：生活·读书·新知三联书店，1999：50 - 51.

激情中已经表现出来好几个世纪了，但现在它却是一种与自然的疏远关系，包括表现出与个人身体的一种模糊的、压抑的绝望中的关系。① 同时罗洛·梅断言，现代人最为严重的问题之一是，他们已经失去了他们的世界，失去了他们的共同体验，这也正是西方人焦虑的来源。越来越多的人表现为精神分裂症，这是一种利用技术和理性来掩盖人的情感缺乏、人格分裂的倾向。这已经成为我们这个社会中普遍的、整体的人的特征，正常人也在遭遇这种隔离感。②

首先，与自然的疏远。自然与个体主观的情感生活分离，导致人们对自然的感觉丧失。人类具有自我意识的需要，人们要确证自己，人的同一性将人与动物区别开来。如果人与自然关系疏远会带来人的自我同一性的分裂，自我感的丧失，人们感觉到的自然是沉寂的、没有活力的世界，这样会带来被吞没的痛苦体验。罗洛·梅认为，这是人们面对无机存在关系时体验到的"虚无"或"非存在"的深刻威胁。③ 对于大多数人来说，这些与自然的疏远体验会导致太多的焦虑。人类社会的历史始于他在与自然的一体状态中，开始意识到自己与周围的自然及人相分离的实体之时。④ 自然是人类赖以生存的母体，人类在自然中维持生存，努力使自己适应自然。人类在进化过程中，最初面对自然的强大时感到焦虑和无助，此后通过学习来适应自然，并在适应的过程中不断地思考，从而改变了自己在大自然中的地位。人类具有创造性，在适应自然的过程中发明各种工具和技术，并在支配自然的过程中，与自然越来越疏远。受科学技术的影响，人类开始利用技术来改造自然，打破了与自然的和谐状态，从而使自己超越自然。人类是自然的一部分，又要超越自然，这就注定了人类的悲剧。自

---

① 罗洛·梅，安杰尔，艾伦伯格. 存在：精神病学和心理学的新方向［M］. 郭本禹，等，译. 北京：中国人民大学出版社，2011：54.
② 罗洛·梅. 人的自我寻求［M］. 郭本禹，方红，译. 北京：中国人民大学出版社，2013：34.
③ 罗洛·梅. 人的自我寻求［M］. 郭本禹，方红，译. 北京：中国人民大学出版社，2013：49－51.
④ 艾里希·弗洛姆. 逃避自由［M］. 刘林海，译. 上海：上海译文出版社，2015：15.

然为人类提供生存的环境，满足人类的生存的需要，人类在稳定的生活环境中获得安全感的满足。但是，当人们脱离自然，与自然越来越疏远时，随之而来的是孤独和不安全感日益增加，使自己陷入了生存的困境。人们利用技术来统治自然，其实已经受技术所支配。可以说，人与自然的疏远将会导致人类的生存环境的变化。

人与自然疏远的背后是人自由的增长。人脱离了自然的束缚，获得自由。但是人是有限的，在死亡、疾病、自然灾害、能源危机面前，人们无能为力。这种面对生存威胁带来的焦虑是正常的焦虑，是人的基本焦虑。这是我们每个人都有的焦虑症状，即面对生活的不确定性和不安全感而产生的焦虑。当人们与自然失联，将会导致人的同一性被破坏。人们不仅失去了与无生命的自然，如树、山等有机联系，而且还会失去与自然进行共情的能力。[①] 人们会变得冷漠，失去对生活的热情，与自然的关系会由于焦虑而遭到破坏。在日常生活中，当处于焦虑中，我们看到的只是枯燥、死气沉沉、灰色沉闷的世界，无法体验到自然世界的丰富多彩。在现代技术社会中，如果失去与自然的关联将使我们失去生命的真实体验。文艺复兴早期的乔托的绘画中，我们看到人类的热情和活力，米开朗基罗画作里展现的英勇而有力的人体，还有莎士比亚戏剧中的悲剧情感，这些艺术作品都展现了对自然的兴趣和对生活的激情。但是到了 19 世纪，人们对自然的热情已经转移到对技术的崇拜和乐观自信上，都在利用技术进行计算、控制和测量，人们已经不能去认真感受自然。

其次，与他人世界的疏离。人存在于世就要和他人建立关系，与他人世界的疏离是指人与人之间的关系已经失去了人情味，变得冷漠、敌意甚至是疏离。从情感冷漠到越来越多的敌意，再到人与同伴之间越来越大的疏离，而这种疏离最终会增加个体的无意义感和无助感。技术的进步使人的主体性增长，人们追求自由和竞争。人们坚信通过自己的努力会获得财富，财富和地位的提升是成功的标准。西方文化中的追求竞争和崇尚理性

---

① 罗洛·梅. 人的自我寻求 [M]. 郭本禹，方红，译. 北京：中国人民大学出版社，2013：47.

的价值观成为人际关系的准则，竞争对手之间相互敌视、冷漠。自我总是在人际关系中诞生和成长的，在与他人的关系中获得自我的认同。当与他人的世界发生分离时，进一步加深了他孤立以及无能为力感，人会面临两种途径来克服出现的孤独和无力感，一种是积极与他人建立良好的关系，真正地用爱和情感与他人的世界相连，这个过程是自我实现的过程。另一种是，在人际关系中获得意义感，去影响他人。权力与意义是交织在一起的，在人际关系中，个体通过权力去影响他人来满足自身对意义感的渴求。权力具有人际关系的本质。① 现代人面临的问题是个体意义感丧失，解决的途径就是通过获得权力去影响他人或者通过暴力来宣泄。罗洛・梅提出了五种权力：一是剥削型权力。这是一种任意支配他人，并让他人臣服的权力。剥削型权力通常以暴力或暴力威胁为先决条件。在现实生活中这种权力是不被认可的，但是在性行为上却得到合理化，将这种方式对待女性被认定为是男子气概的表现。二是操纵型权力。这是凌驾于另一个人之上的权力，最初可能源于个体的绝望和焦虑。当人们产生绝望或者为了避免焦虑时会屈服于操纵型权力。三是竞争型权力。这种权力是反对另一个人的权力，是受竞争影响而产生的敌对和嫉妒表现。四是滋养型权力。这是一种利他的权力，表现在父母对子女的态度上。五是整合型权力。这种权力是宗教权力。② 这五种权力将人与他人世界的疏远表现出来，其核心还是为了寻找人自我存在的意义。

最后，自我异化。人的自我异化主要表现在人与自身的关系也更加模糊，人们丧失了自身的存在感，放弃自我完整的特征，去顺从某一组织或权威，这样会暂时获得安全感，逃避无法忍受的孤独和焦虑。但这样的结果是，一个人作为个体的自我感丧失。为了获得安全感，逃避孤独和焦虑，人们选择去依赖他人，此时为了得到他人的认可，而努力成为他人所

---

① 罗洛・梅. 权力与无知：寻求暴力的根源 [M]. 郭本禹，方红，译. 北京：中国人民大学出版社，2013：20.

② 罗洛・梅. 权力与无知：寻求暴力的根源 [M]. 郭本禹，方红，译. 北京：中国人民大学出版社，2013：87－91.

希望的样子，放弃了自己的存在去迎合他人，这时作为人的意义已经丧失，而将自己当作被他人支配的一件东西，没有自我的意识，只需要按照他人的意愿去行动。在现代社会中，人与他人的世界疏远，会导致人与他人的关系出现异化，出现敌意去反抗，这时人会出现暴力，或者是选择顺从权威。这两者都是人际关系的异化表现，共同的原因就是自我感的丧失。

现代人丧失其自我意识的危险，最为深层的形式就是我们需要一种能够肯定和坚持其自身的自我意识，为了证明自己存在的意义，人们期望用药物来使自己感到舒适，用机器来增强自己能够改变生活的信心，从而获得幸福感。罗洛·梅明确地指出，关于技术的关键性威胁并不在于此，而在于我们屈从于把技术当作一种逃避焦虑、孤独的方式来使用。当一个人为核战争而感到焦虑时，他可能就会希望有再多一些的导弹，认为那样我们就会安全。当个体因为孤独感到焦虑时，他可能就会去精神分析学家那里寻求帮助，或者是学习一些新的操作性的调节技术，这样，在这短短的一个小时的时间里，他就能变成一个有能力爱的幸福的人。① 由此可见，被当作一种逃避焦虑的方式，技术最终会使人们更为焦虑、更为孤立、更为自我疏离，因为它不断地剥夺人们的意识，以及他们把自己当作意义中心的个体的自身体验。心理学领域也受技术理性文化的影响颇深，很多心理学者或者心理治疗师倾向于用技术手段来研究和治疗人的心理问题。罗洛·梅对这种技术治疗的评价是，这种治疗方法缺乏情感，虽然可能会暂时缓解，但并没有从根本上解决问题，有可能会造成人格解体。在罗洛·梅看来，不仅是出现心理问题的人有这种症状，同样很多"正常的人"也在遭受着这种隔离感，即个人与自我世界的异化。② 现代人所面临的最终挑战是，他是否能够扩展、深化他自己的意识以填补技术力量的急速增长

① 罗洛·梅．心理学与人类困境 [M]．郭本禹，方红，译．北京：中国人民大学出版社，2013：46－47．

② 罗洛·梅，安杰尔，艾伦伯格．存在：精神病学和心理学的新方向 [M]．郭本禹，等，译．北京：中国人民大学出版社，2011：72．

所占据的空间。

综上所述，罗洛·梅围绕人的存在剖析现代西方社会的异化问题，究其根源是西方文化的解离现象造成人的分裂。在以往的研究中，我们一直忽略了罗洛·梅焦虑思想中的焦虑问题是属于现代人的性格结构和心理机制的核心特征，而罗洛·梅意在指明西方技术理性文化对人的操控导致人的性格结构和心理机制的异化，这种异化更加让人痛苦和深刻。

第四节　焦虑对人的生存的意义

焦虑的建设性意义在于：焦虑可以激发人的创造性、激发生活的勇气，可以促进人的自我整合。既然焦虑是不可回避的，那么我们就要正视它。焦虑也有负面的影响，从个人层面上看，它会引发身心疾病；从社会层面上看，它会引发社会性焦虑。神经性焦虑会摧毁人的自我意识，严重的焦虑会导致人的精神分裂。因此，焦虑是生存问题，对焦虑意义的探究，亦是对人生存意义的一种追寻。

一、焦虑的建设性意义

罗洛·梅认为，焦虑的建设性意义在于以下 3 个方面。

（一）焦虑可以激发人的创造性

正因为人们能够意识到自身的有限性，面对死亡和命运的焦虑，人们对生命的渴望都表现在诗歌、戏剧、绘画艺术、科学等方面，都通过各自的艺术手段来满足人类的需求，焦虑使我们创造和赋予生命力的需求变得更加敏锐异常。[①] 艺术就是将生活的想象和体验通过象征的手法表现出来，

---

① 　罗洛·梅. 焦虑的意义［M］. 朱侃如，译. 桂林：漓江出版社，2016：344 - 345.

我们时代中的文化所表现出来的焦虑象征，是艺术家向我们发出的一个"遥远的早期的警告"，艺术家们就是这样表达其文化的精神意义的。[①] 人类的本质在于，我们生命是有限的，死亡是我们每个人都要面对的，人们都渴望将生命延长，将死亡推迟，这就需要我们每个人要有一种勇气，即勇敢地面对死亡的勇气，在人有限的生命中去反抗、去斗争，在这样的过程中创造性就会产生，所以，创造性活动是人们在与生活斗争中自发产生的，是一种想要使生命超越其死亡的激情。[②] 在科学发展中，人们致力于发挥创造性去制造和发明新的观念或者艺术品，这就要突破原有的观念和形式，改变人们一直信奉的、对其维持理智世界和精神世界的生存至关重要的东西。这是一种创造的过程，是一种突破的过程，但是在这样的进程中会产生焦虑，因为它不仅打破了我们以前的假设，而且动摇了自我和世界之间的关系。人们陷入了混乱之中，赖以生存的根基已经被推倒，未来还不可知，人们的某些需求无法满足，人将处于不安的状态中，感受自己的生存受到威胁，这样焦虑就会出现。罗洛·梅在此提出了人类创造性的勇气驱使人类与死亡斗争，人的主体性、超越性增强，人们要通过反叛和反抗来进行斗争，实现自己的需求、释放自己的压力。

（二）焦虑可以激发人的勇气

当今时代是广泛焦虑的时代，在人们的日常生活中，每个人都会面临着一个又一个的生活难题，这时候需要人们进行选择和做出决定，坦然面对焦虑，而这需要的就是勇气。罗洛·梅将勇气与焦虑联系在一起，我们要抓住必要的勇气，在面对巨变时展现出自觉性和责任感。罗洛·梅解释存在主义者所说的虚无的焦虑就是我们的存在中没有核心，人们感觉到自己在生活中没有依托，就会迷茫，不知道自己身处何处，甚至无法适应自己的生存环境，这是一种无根的状态，人们的内心是空虚、冷漠的。在这样的处境下，人们并不会因为恐惧而对生活产生绝望，而是即使很害怕依

---

① 罗洛·梅. 创造的勇气 [M]. 杨韶刚，译. 北京：中国人民大学出版社，2008：11 – 13.
② 罗洛·梅. 创造的勇气 [M]. 杨韶刚，译. 北京：中国人民大学出版社，2008：47.

然奋力前行,这就是人存在的勇气。罗洛·梅将勇气分为:身体勇气、道德勇气、社会勇气和创造性勇气,其中最为简单和明显的是身体勇气,而最重要的、最高级别的勇气就是创造性的勇气。身体勇气是面对恶劣的生存环境,忍受身体疼痛和危险的能力,顽强地生存下来。它所指向的仅仅是与身体有关的勇气,它在美国西部开发时代的英雄人物身上体现得极为明显。在现代文化中,由于个人主义文化和竞争文化的盛行,人们在开疆拓土的过程中,自力更生战胜恶劣的环境,忍受着痛苦和孤独,使人产生更加自恋的人格,他们确信斗争是解决问题的重要手段,如果不能通过斗争让别人信服将是懦夫的表现,在这样文化的氛围中,身体的勇气已经蜕变成暴力和残忍。这时人们需要一种新的勇气,不是利用发达的肌肉进行掠夺和抢占,而是需要去感受他人的能力。道德勇气通过一个人对其同伴所遭受苦难的敏感性而产生认同。道德勇气使我们对于他人所处的困难情境能够感同身受,并且去体会他人的内心世界。社会勇气是一种和其他人建立联系的勇气,这种勇气是冒着丧失自我的危险以达到有意义的亲密关系的能力。对于我们来说,最重要的勇气是创造性勇气,如果说道德勇气是纠正错误,而创造性的勇气恰恰相反,它是发现新的形式、新的象征、新的模式,在这个基础上建立一个新社会。

　　一般来说,勇气的形式变化也是社会发展的需要,和我们的文化密切相关。在美国开发西部边疆时期,需要的是让自己生存下来的勇气,是身体勇气,[①] 但是随着社会的发展,美国的开疆扩土完成后,这种身体勇气已经失去了用途,这时需要的是新的勇气,道德勇气不赞同暴力,道德勇气主张去感受他人,去倾听他人的内心,这是一种新的价值观的象征,要尊重他人。当今社会中,人与人之间的关系表现为疏离和冷漠,面对这种关系状态,需要一种与他人建立关系的勇气,这就是社会勇气。人们害怕孤独,害怕被抛弃而缺乏安全感,如同漂泊在海洋之中需要抓住一根浮木,在人际交往中需要依赖于他人,让自己完全投入这种关系中,但是付

---

① 罗洛·梅. 祈望神话 [M]. 王辉,罗秋实,何博闻,译. 北京:中国人民大学出版社,2012:19-21.

出的代价就是失去自我而去迎合他人。另一种是面对死亡的威胁，这是一种失去自我独立性的恐惧。罗洛·梅提出，诗人、音乐家、剧作家、雕塑家等艺术家们能够敏锐地感受到社会发生新的变革并迅速地向人们呈现这种新的形式和新的变化，他们对于文化即将要发生的事情有着敏锐的知觉的勇气，而这种勇气就是创造性的勇气。艺术家们以诗歌、绘画、雕刻、戏剧等形式表现出来他们对于生活的体验，在艺术的创作过程中，将新的体验、新的看法和变化通过艺术的形式向我们呈现出来，以引起人们的思考。

（三）焦虑在自我发展中具有整合的功能

罗洛·梅主张善用潜能面对焦虑并接受其中的责任与疚责感，增进自觉、自由，以及创造性的扩大。个人越有创意，就越具有可能性，也越容易焦虑，以及伴随越多的责任。罗洛·梅的结论是：当个人能够面对焦虑，并成功地走出来时，他自我人格中的正向层面也随之增长。在成熟的创造之中，就必须面对焦虑。焦虑就是在创造中出现的，当自我与世界产生疏离时，人的自我同一性受到威胁，自己生活的世界已经不是我们以前所体验到的那个样子了，具有创造性的人们能够与焦虑同在，即便可能会付出不安全、敏感和无防御的高昂代价，他们也不是从非存在中逃走，而是与之搏斗，迫使产生存在。罗洛·梅分析，当士兵面对战争时最具有建设性的态度就是能够坦然面对战争带来的恐惧，在不安的情况下主动备战。士兵愿意去面对战争的动机，是因为他们深信在战争中临阵退缩的威胁要远大于迎向战斗的威胁。其原因在于，一方面，士兵中的共同的价值就是战友的期望，集体精神使然，他不能使团队的战友蒙羞；另一方面，作为一名士兵应承担的使命和责任，更深远的就是信仰，如爱国主义和人类福祉等。由此，罗洛·梅的观点是，当个人被说服接受迎战远比躲避更具有价值时，他在主观上便已经准备好要建设性地面对不可避免的焦虑。焦虑经验的价值是因人而异的，有赖于个人对自己存在价值的认定。直面焦虑的勇气标志着自我的成熟，也是人类生存的保障。

二、焦虑的负面影响

(一) 个人层面：引起身心疾病

当一个人一段时间内不断地陷入焦虑，他的身体就很容易遭受身心疾病。焦虑导致许多身心障碍——溃疡以及许多不同形式的心脏病等是在心理上常见的共同特征，焦虑是我们现代严重的"肺结核病"——人类健康和幸福的最大破坏者。① 罗洛·梅分析道，在美国人们往往为缓解焦虑而疯狂地工作、吸食毒品和酗酒等，这些行为并非自己真心想要做，只不过是为了反抗自己的无能和宣泄不安的情绪。焦虑是人内在的冲突，只要这种冲突存在，行动在不断地重复，人们长期处于紧张和压力的生活状态中，就会出现胃功能混乱、心脏病、糖尿病、尿频等身体方面的疾病。由此，罗洛·梅的观点是，现代社会中技术只是暂时掩盖了焦虑，严重的焦虑会引发人的情感缺乏和人格解体。② 罗洛·梅将核战争比作幽灵，他非常关注战争创伤性心理的研究，当人们经历战争，当人面对生存受到威胁而又无能为力时，会出现焦虑体验。在这里，从焦虑到情感冷漠到越来越多的敌意，再到人与同伴之间越来越大的疏离，而这种疏离最终会增加个体的无意义感和无助感。在这样焦虑的时刻，一个人作为个体的意义感倒塌，这就是当我们的意义感遭到破坏时会导致的一种恶性循环——个体意义感丧失，焦虑会使人的自我意识减少，会造成人的责任感削弱。③ 当前心理治疗中解决焦虑的主要途径是寻求精神分析帮助和利用行为疗法来调节焦虑。罗洛·梅对此质疑道，当今时代人们在技术理性文化的影响下，选择利用技术手段来逃避焦虑，人们在广告和计算机技术的鼓吹下，在短

---

① 罗洛·梅. 人的自我寻求［M］. 郭本禹，方红，译. 北京：中国人民大学出版社，2013：21.

② 罗洛·梅. 焦虑的意义［M］. 朱侃如，译. 桂林：漓江出版社，2016：320 – 321.

③ 罗洛·梅. 心理学与人类困境［M］. 郭本禹，方红，译. 北京：中国人民大学出版社，2013：42 – 43.

时间内就可以将焦虑问题解决，其实，对技术的依赖使人与自己、人与人之间更为疏离，技术剥夺人的意识，焦虑只是被技术暂时性地压制住了，但是没有从根本上去解决，人们反而变得更加孤独和焦虑了，极端的焦虑会引起神经官能症甚至是精神分裂。

（二）社会层面：引发社会性焦虑

当焦虑成为群体性的问题时，就会成为社会焦虑。当一个民族遭受生存危机，心理和精神空虚时，我们民族的混乱和困惑在很大程度上显示出民族焦虑，而又不能采取达成一致意见的建设性步骤时，其成员早晚都会相互产生敌意。焦虑如此下去，不仅是危及个人，甚至会造成民族的混乱、政治迫害以及人与人之间的怀疑和敌意，这样就会引发社会的混乱。政治极权主义往往就是民族陷入经济匮乏、心理和精神上空虚的时候出现的。

（三）神经性焦虑可以摧毁自我意识

这种焦虑继续发展下去会使个人与自己、他人以及客观世界出现混乱甚至是断裂。焦虑是失去一个人的世界，因为"自我"和"世界"总是关联的，神经性焦虑的出现就是意味着失去自我，失去了自己的世界。[①]焦虑给人类所带来的影响是：焦虑是因为我们的意义感丧失而产生的一种体验，这种神经性的焦虑会使我们失去存在感，使我们迷失方向，甚至会使人不知道自己是谁、自己是做什么的，这种困惑是焦虑最痛苦的事情。这时焦虑虽摧毁我们的自我意识，但是焦虑也像发烧一样，是一种内心斗争正在进行的迹象。正如发烧是一种症状，身体正在调动它的力量与感染进行斗争，所以，焦虑也是一种心理或精神上的斗争的信号。焦虑越多，我们的自我意识就越受到威胁、限制和束缚，但是，自我力量也越强大，我们保持对自己和周围客观世界的认识能力越强，就越不会被威胁所压

---

① 杨韶刚. 寻找存在的真谛［M］. 武汉：湖北教育出版社，1999：41.

倒。结核病人只要发烧，就还有希望，但是在疾病的最后阶段，当身体已经放弃时，发烧就会消失，病人很快就会死去。正因为如此，我们变得冷漠，无法建设性地感受和面对我们的焦虑。

综上所述，从文化哲学视域中去重新解读罗洛·梅焦虑思想，可以发现，罗洛·梅以焦虑为主题来描述西方资本主义文化危机导致人生存的异化，其目的也是对西方资本主义文化矛盾和冲突进行批判。罗洛·梅看到资本主义的扩张性和寡占性，以及个人主义在西方文化中的影响，他将西方文化中的竞争性文化模式视为人类焦虑产生的根本原因。此外，罗洛·梅对焦虑研究的历史逻辑路径是文化哲学的研究范式，从文化总体性上将焦虑视为人类存在的文化性问题，这样使焦虑研究具有更深刻的理论价值和实践意义。

第四章　罗洛·梅对现代社会焦虑问题的文化批判

罗洛·梅对现代社会焦虑问题的文化批判是从描述理性文化模式下人的精神困境开始的。在他看来，现代人在生活中出现的空虚、孤独、爱与意志缺失等现象正是现代社会焦虑的特征。针对现代社会焦虑的表现特征，罗洛·梅通过文化哲学的视角去探寻其产生的文化根源，即核心价值观的丧失、自我感的丧失、语言的丧失、悲剧感的丧失。应当说，这是我们理解现代社会焦虑的核心问题。罗洛·梅在对西方理性文化模式的反思和批判的基础上，寻求解决现代社会焦虑的途径，他提出，要有直面焦虑的勇气，在神话中构建新的生活方式，重新发现自我以及寻求艺术化的生活。

第一节　现代社会焦虑的表征

在对焦虑分析的基础上，罗洛·梅立即转入关于现代社会焦虑文化批判。在罗洛·梅看来，现代的空虚、孤独、爱与意志缺失等症状，正是现代社会焦虑的表现特征，也是人类精神状况真实呈现。

一、空虚

罗洛·梅提出，20世纪中期人们的主要问题是空虚。空虚是指人在现实生活中出现的空洞的、机械的、无意义感的、失望的体验。① 空虚具体表现为两个方面，一方面，空虚的人没有明确欲望和需求。他们不知道自己想要什么，即使去做某件事情也没有信心和动力。另一个方面，对于自己的感受比较模糊。空虚的人缺乏自主性，他们感觉自己被抛入现实世界，如同浮萍一样，摇摆不定，他为自己无力改变的命运感到哀叹，这种空虚的体验是痛苦的。例如，很多人希望用婚姻来填补他们内心的空虚；当伴侣不能填补这种需求时，他就会感到焦虑和愤怒。这种空虚就是，人们知道自己的感受或需要，但是面对婚姻的失调而出现的无能为力感。如果个体找不到生活的意义，没有积极的、建设性的人生目标，那么他就容易产生空虚感。一般说来，人类无法长期生活在空虚之中，如果空虚的问题不能解决，人将对自己产生无能感甚至绝望，这个后果是很危险的。长期下去，他会出现失望甚至是进行破坏性的反抗。据罗洛·梅分析，空虚感最初是出现在中产阶级中，而逐渐在现代社会蔓延开来。② 实际上，空虚感已经以不同的方式出现在我们生活中。

生活无意义的空虚。虽然技术发展带来人们生活方式的改善，但是人类也被技术所控制，深陷生存困境。现代人利用科学技术来满足自己的需要，为了获得财富而疯狂地工作，如此一来，人们感受到自己要淹没在技术生活中，倦怠感增加，情感愈发冷漠，生活的激情消失殆尽。如果生活长期处于空虚的状态中，那么将会导致人的潜能被压抑而转变为麻木、冷漠和绝望。与此同时，物质生活变好带来消费水平的提高，人们的购买欲空前高涨，无节制地消费，寻求生活中的刺激，甚至肆意狂欢等，其结果是人们感到生活乏味和枯燥，反而导致更加空虚。另外，现代社会政治经济不稳定，社会风险因素增加，未来也充满着不确定。在这样生存境遇下，令人感到做什么都是徒劳无益的，自己无法掌握自己的生活，无法改

① 罗洛·梅. 人的自我寻求 [M]. 郭本禹，方红，译. 北京：中国人民大学出版社，2013：4.

② 罗洛·梅. 人的自我寻求 [M]. 郭本禹，方红，译. 北京：中国人民大学出版社，2013：9.

变他人对自己的态度，甚至不能影响周围的世界。当人们深信自己在现实生活中什么也做不了，于是就会放弃自己的想法和感受。① 僵化教条的生活方式，也会让人产生空虚感，每天重复同样的事情，人的活动都被规定好、被限制，自我意识也受到威胁，人的超越性和创造性也无法发挥。空虚和厌烦的情绪越来越严重，导致人的空洞、失望、无意义感，最终可能会出现破坏性的活动。

信仰的缺失导致人的空洞。现代社会正在经历这样一个时刻，生活方式发生改变，社会的价值观和目标正处于过渡的状态之中。信仰破灭会导致个体失去活力，活力与传统发生分离，无法将人们共同的力量汇聚在一起。在这个剧变的时代，如果没有信仰，人就会像"稻草人"一样，肚子里装的是"满满的稻草"，没有思想，没有创造性，变得教条和刻板。信仰能够给予我们生活的目的感，将生活世界中的创造性力量聚集到一起。在特定的历史阶段，空虚产生的原因是精神信仰的瓦解。罗洛·梅提出，冷淡和情感的缺乏也是对抗焦虑的防御措施。空虚和无力感会导致焦虑和绝望。当一个人面对危险时，是依靠他的价值标准来评估这种危险的。如果缺少价值观的指引，或者他也深信自己没有能力解决问题，那么他的最后防线是，逃避这些风险或者去服从某些极权主义。②

罗洛·梅在治疗实践中，研究家庭关系对个体价值观与情感模式的塑造所起的作用。他在对 13 位未婚妈妈的临床研究中，发现了在亲子关系中存在普遍的排斥与敌意，并得出结论，即双亲对这些女性的排斥程度，与她们的焦虑程度之间，存在着一定的对应关系。③ 这些未婚妈妈，有的也会因为未婚先孕的生活压力或者因为怕失去男友而产生焦虑，但是更普遍的焦虑却是来自她们儿时遭父母排斥的痛苦经历。儿童对于父母的爱都充满了期待，当他们遭到父母的排斥时，他们的内心有两种非常冲突的心

---

① 罗洛·梅. 人的自我寻求 [M]. 郭本禹，方红，译. 北京：中国人民大学出版社，2013：7 - 11.

② 罗洛·梅. 人的自我寻求 [M]. 郭本禹，方红，译. 北京：中国人民大学出版社，2013：12.

③ 罗洛·梅. 焦虑的意义 [M]. 朱侃如，译. 桂林：漓江出版社，2016：304.

理，一种心理是不愿将这种排斥解释为父母对自己的冷淡，而只当作是一种无意的疏忽；另一种心理则将这种有意或无意的排斥解释为父母对自己的仇视与虐待，而他们懵懂的知识能力又无法使他们对这种矛盾心理做出清晰的判断，因而内心被严重的焦虑所占据，有的人甚至会发展为神经性焦虑症。罗洛·梅认为，被双亲排斥的事实一方面是导致焦虑的直接诱因，另一方面，个体对这种排斥的主观评价也是导致焦虑的一个重要因素。① 这种评价的特点是以双亲对自己的态度来看待自己的价值，他人的态度成为建立自己的自尊与存在感的主要依据。在自我世界中，焦虑是由于个体内心的矛盾冲突威胁到他所认可的某种价值观（如自由、成功、爱情等），可能导致这种价值观受到摧毁，个体可能会产生无力感最终引发精神空虚甚至是绝望。

匿名权威带来的集体性空虚。弗洛姆在关于逃避自由的论述中提到匿名权威，他认为，现代人摆脱宗教权威后又陷入公众的"匿名权威"。② 这种匿名权威利用科学、心理、道德等舆论来影响大众，匿名权威采取的是较温和的方式，不用发号施令，但是却比公共权威更加有效。人们最终害怕的是我们自己的集体性空虚，害怕个人的顺从和个人的空虚。现代科技进步使人们的交往更加密切，在互联网上人们可以隐藏自己的身份与他人交往，人们生活在公众舆论之中。因为匿名，人们都在改变自己来适应这种公众生活，会放弃自己的意义，选择顺从某个权威或者组织，这只是暂时填补内心的空虚。罗洛·梅提出，现代人失去了自我感，其结果是心理更加萎缩和枯竭。这种个人自身意义体验的丧失就是保罗·蒂利希所说的因意义感焦虑而出现的空虚。③

总而言之，罗洛·梅透过现代人的空虚、空洞感，阐述现代西方社会受技术理性文化的影响，批判美国主流文化中自恋和过分简单机械的观

---

① 罗洛·梅. 焦虑的意义［M］. 朱侃如，译. 桂林：漓江出版社，2016：308－310.
② 艾里希·弗洛姆. 逃避自由［M］. 刘林海，译. 上海：上海译文出版社，2015：111.
③ 罗洛·梅. 人的自我寻求［M］. 郭本禹，方红，译. 北京：中国人民大学出版社，2013：12.

点。他认为，对技术的依赖会导致人的尊严、复杂性和自由的信念缺乏。现代西方人将自我体验看作是一个没有意义的个体，认同危机已经更为突出地变成了意义感丧失的危机。当个体意义感丧失，就会产生冷漠。我们把技术当作逃避焦虑、自我疏离的方式，但逃避焦虑技术却是使人们更加焦虑、更为孤独、更为自我疏离的因素。实际上，在这个空虚的表面下隐藏着社会冲突和紧张。这种空虚会导致社会的混乱。个人价值信念的丧失是引起公众社会和政治运动的部分原因，这是现在西方世界人们所体验到的空虚感的一个重要方面。①

二、现代人的孤独

孤独也被罗洛·梅称为"遗弃的焦虑"，使人在客观世界中失去方向、失去世界、失去自我，反之亦然。自我与世界是相互关联的。② 孤独是一种被隔离、置身事外的感觉，或者是一种被疏远的感觉。对许多人来说，孤独是一种让人痛苦的焦虑。就如同，刚出生的婴儿被抛弃到荒无人烟的地方，是一种无力感和绝望。罗洛·梅指出："空虚和孤独之间有着密切的联系，空虚和孤独是焦虑这种基本体验的两个阶段。"③ 应当说，在发达的工业社会条件下，空虚、孤独是现代人心理机制异化的重要表现形式。罗洛·梅曾分析，原子弹在广岛爆炸的创伤带来的焦虑感，让人感到危险，人们面临的是灭亡的威胁，奇怪的是，当时许多人的反应不是战争带来的死亡威胁，而是感到深切的孤独感。与此同时，罗洛·梅认为，弗洛姆关于现代人的心理异化机制的研究堪称经典，他是通过分析弗洛姆的"逃避自由"的心理机制来描述现代人的孤独感。

在与他人的关系中确认自身的体验。罗洛·梅分析，一个人感到空虚

---

① 罗洛·梅. 人的自我寻求 [M]. 郭本禹，方红，译. 北京：中国人民大学出版社，2013：7.

② 罗洛·梅. 爱与意志 [M]. 宏梅，梁华，译. 北京：中国人民大学出版社，2010：158.

③ 罗洛·梅. 人的自我寻求 [M]. 郭本禹，方红，译. 北京：中国人民大学出版社，2013：13.

或焦虑时会产生孤独感，其中的原因是，一是对人际交往的需要，希望通过与他人的交往来填补自我心中的空白，二是害怕失去自身的体验，只有在与他人的互动中来获得自身的最初体验，才能证明自己的存在是有意义的。① 人都有交往的需要，在与他人的交往过程中形成自我的认识。一个人从出生起，需要父母的照料，父母给予孩子陪伴和照顾，与孩子建立良好的亲子关系，会使孩子的安全感得到满足，这对他以后的人格形成有很大的影响，因为安全感充足可以降低对焦虑的敏感度。一般说来，人们是在与他人的交往中增强自我认同的能力。人一旦脱离群体，就会产生不确定和不安感，甚至是对自己能力的否定，人害怕孤独，空虚也会引起孤独。罗洛·梅在心理治疗中发现，孤独的人在亲密关系中无法与伴侣达到心灵相通，因为他的注意力被转移到自我关注上，他没有将这种能力用于维护亲密关系。而亲密关系的建立是需要我们与他人相互接触，并分享情感和其他体验。显然，孤独的人欠缺爱的能力，不能向别人开放自己，不能与他人接触，无法与他人形成亲密关系。在这样的心理机制下，人们为了从孤独中解脱出来，通过其他途径来对自己定位。一种情况是通过影响他人、控制他人，让别人依赖自己，来证明自己存在的意义。另一种情况是通过反抗和攻击来缓解内心的孤独，这样的做法是极具破坏性的。罗洛·梅曾分析过，美国青年的教育反抗，表面上是对大学教育机制的不满，其实质是，通过反抗权威来掩盖内心的空虚和孤独。

人们渴望被社会所接受。在罗洛·梅看来，现代社会中，衡量一个人有声望的标准就是能够被大家所接受，受大家喜欢。② 显然，面对这样的境遇，一些人有可能产生自卑、无能、无意义的感觉，他们内心渴望安全感，渴望得到爱。一般说来，人们为了摆脱孤独，往往会倾向于采取比较温和的方式。他们通过参与社会活动来获得安全感，并获得他人和社会的认可。人们对孤独的恐惧实质上是害怕失去自我的世界。人们通常会害怕孤独，无法忍受不能与人交谈和互动。我们每个人都在现实中通过与他人

---

①② 罗洛·梅. 人的自我寻求 [M]. 郭本禹，方红，译. 北京：中国人民大学出版社，2013：14.

互动来获得对自身的感觉，如果没有人可以依赖，他将会失去自我存在感。阻止孤独感的途径就是能够被社会接受、被他人喜欢。人们面临两难的境地，要想摆脱孤独，就要放弃自己的存在感。进入群体或者组织中，得到他人的认同，采取的方式就是压抑自己的潜能和力量，而去顺从群体的安排，与他人保持一致性，并以此作为与他人建立有意义的关系的基础。这样一来，他会感到被群体接纳了，暂时摆脱孤独。但这却是以放弃他作为独立个体的存在为代价换来的，他放弃了一种自我发展的机会。①罗洛·梅发现，现代西方人所接受的文化模式都是对理性、统一性的强调，他们一直努力地压抑自我中不符合这些统一性标准的方面，每个人都希望与他人一致，这样会让他感觉到自己不是孤独的。当一个人确定的习惯方式发生改变，如果周围没有其他人时，那么这种孤独是一种真实而非想象的威胁。②我们正生活在价值观剧变和混乱的社会里，人生不知在追求什么。在内心严重空虚之际，我们总想依赖他人的帮助来解决困境。然而令人失望的是，我们对他人的依赖程度越大，我们就越感到孤独和绝望。但如果没有一个"关系相当确定的伙伴"，也难以承受社会舆论的压力，那么人们不得不默默地忍受痛苦，不得不奉迎别人，从而学会了忍耐，学会了去适应他人，包括自己不喜欢的人，结果是不断压抑自己的个性和存在感，因此，罗洛·梅断言，这样的结果注定会使人更加孤独和焦虑。③

孤独一直是存在主义哲学家非常关注的主题，克尔凯郭尔认为孤独是人们在面对上帝时的一种状态。宗教生活是人生存的最高境界，是人们最高的精神生活。在宗教生活阶段人们的目的就是追求最高层次的精神信仰，为此人们只能以孤独的个体存在，只有在这种状态中人们才能找到真正的自我。海德格尔将孤独看作与世隔绝的孤立生存状态，并以此展开关

---

① 车文博. 人本主义心理学 [M]. 杭州：浙江教育出版社，2003：246.

② 罗洛·梅. 人的自我寻求 [M]. 郭本禹，方红，译. 北京：中国人民大学出版社，2013：18.

③ 罗洛·梅. 人的自我寻求 [M]. 郭本禹，方红，译. 北京：中国人民大学出版社，2013：13 – 18.

于此在的分析。萨特则认为上帝不存在时，孤独就是人自己选择的存在。弗洛姆将孤独作为现代人的生存境遇，孤独与自由是密切关联的，都是现代人的生存状态。罗洛·梅对孤独的看法是，人们处理孤独的方法是以放弃自己的存在为代价，在这种情况下，人的主体性被消解，这种异化的心理机制把人变成了"被塞满的人"，这样的人注定是孤独的人、空洞的人，因为他们丧失了爱的能力，潜能被压抑，无法发展自己的内在资源和力量。①

关于解决孤独的办法也是多种多样的。罗洛·梅转述了克尔凯郭尔关于缓解孤独的方法就是转移注意力，通过思考其他事情或者听嘈杂音乐就可以驱散孤独。但是，罗洛·梅认为，现代社会中孤独更加广泛，解决孤独的方法已经不能局限于去思考其他事情或者靠听音乐来解决了。因此，他提出孤独的人需要在行动中锻炼爱的能力，关心他人的幸福，在爱的关系中去感受快乐和幸福。在生活中重新建立新的人际关系，找一份自己感兴趣的工作，重新定位自己。

三、爱与意志的缺失

关于意志的问题一直是哲学家们重要的研究内容，其中休谟从新的视角来专门阐述了意志的自由与必然。休谟在《人性论》中第二卷《论情感》的第三章中论述了情感与意志关系。在休谟看来，"直接情感或直接由祸、福、苦、乐所发生的印象，属于这一类的有欲望和厌恶、悲伤和喜悦、希望和恐惧。严格地说，意志虽然并不包括在情感之列，可是为了说明这些情感，必须对意志的本性和特性充分理解"。② 由此可见，休谟将恐惧归为直接情感，而意志是苦乐等原始感觉和直接情感的结果。正如休谟所分析，"当我们大祸临头时，我的恐惧、不安和厌恶就达到了极大的

---

① 罗洛·梅. 人的自我寻求 [M]. 郭本禹，方红，译. 北京：中国人民大学出版社，2013：19.

② 休谟. 人性论（下册）[M]. 关文运，译. 北京：商务印书馆，1997：437.

高度，而产生了明显的情绪"。① 例如，当士兵们奔赴战场时，如果想起他的朋友和战友时，自然就被勇气和信心所鼓舞起来；而当他想到敌人时，他就会受到恐惧和恐怖的袭击。② 休谟通过对情感的产生和控制指出，单是理性不足以引起意志的任何作用，也不足以制止意志，更不能与情绪争夺对意志活动的决定性的影响。因为我们的苦乐感觉引起喜恶情绪，决定我们接受快乐的东西，或拒绝不快的东西——这样我们的一个意志活动就产生了。休谟关于意志与情感的讨论，其目的是反驳理性主义者的道德主张。实际上，意志的自由并非休谟所言的那样自由，意志的决定和选择是受到各种社会的、历史的、生物遗传的、心理潜质的多方面因素的决定和制约。③

罗洛·梅在著作《爱与意志》中，将第一章的标题确定为：我们的分裂性世界。他所使用的"分裂性"一词，意为自我的封闭，避免亲密关系，无感觉能力。这不是神经病理学意义，而是用以描述我们文化的一般状况，以及构成该种文化状况的人们的倾向。精神分裂的人则是科技人的自然产物，精神分裂状态是我们这个过渡时代的一般趋势，精神分裂的特征在于，人既要面对丧失个性的世界，同时又拒绝被它剥夺。婴儿期的"无助和被忽视"不仅来自其父母，而且来自我们文化的几乎每一个方面。④ 父母自身就很无助，他们会对其文化进行无意识的表达。不仅如此，罗洛·梅认为，我们的神话与象征已经不复存在，从前用来解决问题的爱与意志的根基已经被动摇，甚至被完全破坏。当今的时代是焦虑的时代，人们生活于其中的世界，是一个分裂和异化的世界，而我们的文化迫使人们"更割裂更机械"。⑤ 罗洛·梅清楚地表达了理性文化导致人的精神分裂，现代社会中出现的性与爱的矛盾、性欲与爱欲的冲突、意志危机等现

---

① 休谟. 人性论（下册）［M］. 关文运，译. 北京：商务印书馆，1997：456.
② 休谟. 人性论（下册）［M］. 关文运，译. 北京：商务印书馆，1997：458.
③ 周晓亮. 休谟及其人性哲学［M］. 北京：社会科学文献出版社，1996：280.
④ 罗洛·梅. 爱与意志［M］. 宏梅，梁华，译. 北京：中国人民大学出版社，2010：4.
⑤ 罗洛·梅. 爱与意志［M］. 宏梅，梁华，译. 北京：中国人民大学出版社，2010：5.

象，都表明精神分裂是科技人的自然产物。[①] 在这样的文化背景下，罗洛·梅以爱与意志为主题进行讨论。

（一）关于性与爱的悖论

罗洛·梅认为，"性既是人类最强烈的快乐，也是人类最普通的焦虑之源泉"。[②] 现代社会性和爱变得自相矛盾，对于许多人来说，个体自由的增加，性越来越容易得到。从表面上看，人们不再压抑性本能，这样可以减轻社会的焦虑，但是人们却没有感到放松和喜悦，相反地，人们内心的焦虑却增加了，生活变得越来越乏味。在西方的传统中，爱分为四种：第一种是生理上的爱，也就是我们所称的性爱。第二种是爱欲，它是朝向存在与关系的欲望，是一种更高级形式的欲望。爱欲是让人有去繁殖和创造欲望的驱动力。第三种是友谊，即朋友之爱。第四种是深爱或博爱，这是一种关爱，是对他人幸福的关爱，而在宗教层面理解则是上帝对人类的爱。人类所体验到的真正的爱则是这四种爱以不同的比例混合在一起的爱。[③] 在性与爱的矛盾中，人们把性和爱平庸化。性伴侣的兴奋不仅使紧张情绪得以释放，而且也证明了自身存在的意义。如果一个人能够唤醒另一个人这样的情感，那么他就证明他自己是有活力的。人们用性或者早婚来为自己营造暂时的安全感和意义感，但是，在一起容易变得空虚和令人烦扰。人们对爱的反抗导致内心更加的焦虑，同时导致了道德的疏离，无意义的男女乱交，身体亲密成了人际关系的替代物。这种将性用于获得安全感的做法，可倾向性地理解为使性越来越非个人化。实际上，这种非个人化的结果，性越来越像机器，性与爱趋于机械化。

性欲与爱欲的冲突。在谈及爱欲问题时，罗洛·梅指出，"爱欲是一种存在的状态，如果说，性最终指向满足与放松，而爱欲则是一种渴

---

① 罗洛·梅. 爱与意志 [M]. 宏梅，梁华，译. 北京：中国人民大学出版社，2010：4.
② 罗洛·梅. 爱与意志 [M]. 宏梅，梁华，译. 北京：中国人民大学出版社，2010：29.
③ 罗洛·梅. 爱与意志 [M]. 宏梅，梁华，译. 北京：中国人民大学出版社，2010：28.

望，追求的是一种拓展。爱欲赋予爱更深刻的含义并珍视它，爱欲也影响着我们的人际关系，而且还影响到我们与物体的关系。爱欲与美德是相联结的，爱欲朝向自我满足"。① 罗洛·梅通过对爱欲的阐释，深刻揭示爱欲与技术之间的战争。他分析，性与科技之间没有战争，相反，技术发明避孕药和关于性技巧的书籍使性更加安全。但是，爱欲是构建文明的推动力，爱欲打破了现有的形式并创造出新的形式，这自然对科技构成了威胁，科技要求规律性、可预测性，是可以控制的。而爱欲是创造的激情，一旦被技术所控制，将会出现的问题是，技术缩小了意识并铲除了爱欲。工具不再是意识的扩大，而成为其替代品，爱欲是文化活力的中心，当紧张的释放取代创造性的爱欲时，必然会带来文明的衰落。②

爱与死亡。爱的最深刻、最有意义的矛盾就是意识到死亡使我们的爱更加开放，而同时，爱增加了我们的死亡感。③ 罗洛·梅提出，爱与死亡是交织在一起的，人们对死亡的恐惧也被称为"死亡的体验的爱欲枯竭"。例如，螳螂在交配过程中，雌螳螂会咬掉雄螳螂的脑袋进行受精，随后还要吃掉雄螳螂。罗洛·梅将爱与死亡的关系置于性行为中进行分析。在他看来，个人成长的前提条件之一，就是面对死亡的能力，而这种能力也是自我意识的前提。在宗教与文化中，神话故事中爱与死亡是重生的象征。关于爱、焦虑以及死亡之间的关系可以概括为，置之死地而后生。现代人将爱欲排除在外，人们以为无爱的性交既可以满足感官的欲望，还可以摆脱焦虑，于是将性生活作为防范焦虑的机制，这为性无能和冷酷无情创造了条件。④ 罗洛·梅进一步分析，现代人沉迷于性的活动中，以此来掩盖对死亡的焦虑。因为死亡能够提醒人们记住自己是有限的，所以人们通过性的方式暂时逃避死亡引起的焦虑。如此一来，人们

---

① 罗洛·梅.爱与意志［M］.宏梅，梁华，译.北京：中国人民大学出版社，2010：69.
② 罗洛·梅.爱与意志［M］.宏梅，梁华，译.北京：中国人民大学出版社，2010：95.
③ 罗洛·梅.爱与意志［M］.宏梅，梁华，译.北京：中国人民大学出版社，2010：102.
④ 罗洛·梅.爱与意志［M］.宏梅，梁华，译.北京：中国人民大学出版社，2010：108.

对性的痴迷既可以宣泄焦虑，又可以证明自己是无限的、充满力量的。此外，在人类的体验中，性与死亡共同的特点就是神秘。[①] 人们渴望获得爱的体验，同时也摆脱不了死亡的限制。不论是爱的枯竭，还是死亡的威胁，都可能引起焦虑，因此，无意义的性与爱会导致人与他人、人与自我的分离。

（二）意志的危机

罗洛·梅预见了我们这个时代出现的意志危机，在我们所生活的这个过渡时期，心理剧变导致意志的根基被摧毁。意志的危机主要体现在：个人责任的削弱、意志之矛盾、意志的丧失等方面。罗洛·梅认为："现代人'神经症'的核心是削弱对自己责任的体验，削弱他们以意志做决定的能力。"[②] 当人们在技术面前无能为力，确定自己什么也做不了时，他就陷入了深深的自我怀疑之中。在科学技术时代，人的自我意识逐渐减弱，人们服从于技术的安排，对技术的依赖使人们从表面上看是自由的，但是也正在成为机器。人们追求自由，获得了自由，自由也带来了负担。人们逃避自由带来的责任。意志的矛盾是我们重要的内心体验，是生存的最深层问题。此外，尼采也重视对生存意义的探究，把人的情感和意志作为人类生活重大问题进行思考。在他看来，意志的丧失与个体的价值观相互关联。在现代社会，精神危机带来的价值观崩溃，结果导致人的行为混乱。而现代人的迷失会造成意志的瘫痪。罗洛·梅也提出，意志的危机并非产生于个体世界中力量的存在与否，而是产生于存在与不存在之间的矛盾——其结果便是意志的丧失。[③] 在这种意义上，罗洛·梅从人的存在层面展开讨论，把爱和意志看作人存在于世的一种结构。爱和意志是维持人与自我、人与他人、人与世界的统一。在这种统一中，人能够展

---

① 罗洛·梅. 爱与意志［M］. 宏梅，梁华，译. 北京：中国人民大学出版社，2010：109 - 112.

② 罗洛·梅. 爱与意志［M］. 宏梅，梁华，译. 北京：中国人民大学出版社，2010：193.

③ 罗洛·梅. 爱与意志［M］. 宏梅，梁华，译. 北京：中国人民大学出版社，2010：198.

现自己，确认自己的存在的意义、肯定自己的价值。但是在现代社会中，现代人将爱加以技术化，导致意志的危机。因此，人放弃自己的责任，否认自身的存在，忽视与他人的关系，导致了非人化。①

（三）冷漠是爱与意志的丧失

在罗洛·梅看来，现代人爱与意志的缺失主要表现为两种状态，一种是绝望，对一切都无感觉的状态；另一种是冷漠，是对什么都无所谓的状态。② 由此可见，冷漠、爱和意志关系密切。在充满压力和意志混乱时期，爱与意志的丧失意味着对责任的放弃。冷漠导致了空虚，使人的生存能力下降。爱和意志都是意识交流的形式，二者都描述一个朝向外部世界，并且都是情感影响他人与我们的世界的方式。也就是说，在与他人的关系中，人通过爱和意志去影响他人和周围世界，同时也接受来自外部的影响，塑造、构成并适应这个世界和要求世界与自己产生共鸣。③ 罗洛·梅进一步分析，冷漠带来的结果是，人的情感淡漠和麻木，缺乏爱的激情和生活的热情，人们会放弃自己要承担的责任，甚至是进行暴力反抗。冷漠是一种生活态度，而这种态度会发展成人的个性。冷漠是人的自我保护的状态，使人避免伤害，是在挫折中生存的方式。现代社会空虚、绝望、暴力与冷漠相伴，冷漠与暴力存在辩证关系。生活在冷漠中导致了暴力的产生，而暴力事件加深了冷漠。暴力是通过对他人施加痛苦来证明自己可以对某个人造成影响，通过暴力产生激情，来感受自己的存在。冷漠也可以看作对抗焦虑的手段。例如，当一个人面对无法克服的威胁时，会感到无能为力，为了避免焦虑，他会选择放弃或者远离这种威胁。因此，冷漠是人免受焦虑的防御系统。

罗洛·梅将爱与意志通过神话的关怀进行结合，神话与象征能给予人们对抗内心冲突与自我怀疑的力量。爱与意志衰退的原因是，人与周围世

---

① 罗洛·梅. 爱与意志［M］. 宏梅，梁华，译. 北京：中国人民大学出版社，2010：22.
② 罗洛·梅. 爱与意志［M］. 宏梅，梁华，译. 北京：中国人民大学出版社，2010：15.
③ 罗洛·梅. 爱与意志［M］. 宏梅，梁华，译. 北京：中国人民大学出版社，2010：18.

界、与他人、与自我失去了交流。也就是说，神话与象征崩溃了。技术的发展改变着人与自然、人与人之间的关系。人的主体性膨胀，人具有超越性，要超越自然来获得成功的激情。在超越的过程中个体摆脱自然的束缚，进行活动与创造。人获得自由，超越自然的过程中，也失去了自然带给人类的天然的安全感和归属感。同时，也伴随着出现自我同一性的缺失、孤独、空虚、爱与意志缺失的问题。实际上，科学技术的发展带来的这些问题，也正是现代人生存的内在冲突，是人的最深层的生存问题。人类面临这样的生存困境，要重新寻找精神信仰和生活的意义，重构生活世界。因此，在解决爱与意志缺失的问题上，罗洛·梅希望通过神话给人们提供生活世界的图景，在神话中人们找到了生活的意义。

从上述分析，我们可以看出，罗洛·梅以弗洛姆的异化理论为依据，对发达工业社会进行文化批判，以此阐明异化已经渗入人的生存方式层面，造成人的主体性的消解，导致现代人空虚、孤独、爱与意志的缺失等心理机制的异化。显然，罗洛·梅把空虚和孤独作为焦虑的基本阶段，是人在客观世界中失去方向、失去世界、失去自我而产生的最痛苦的体验，是人的生存结构问题。焦虑摧毁自我与世界的关系，也就是说焦虑使人丧失空间与时间感，这种失去方向感的感知使人处于焦虑状态。在罗洛·梅看来，焦虑是现代人的心理机制和性格结构异化的重要特征，是人最深层的异化表现。在技术理性文化力量的操控下，在性格结构和心理机制层面上消解掉人的超越性和创造性。罗洛·梅从多方面揭示现代人的异化的心理机制，展示当代人类的精神状况。

第二节　现代社会焦虑问题的根源

罗洛·梅透过语言、艺术、神话等文化现象对现代西方社会的文化困境进行反思和批判，并提出现代社会焦虑问题的根源是：价值观核心的丧失、自我感的丧失、语言的丧失、悲剧感的丧失、个体自由的悖论。

一、价值观核心的丧失

焦虑与价值观。人类焦虑的独特性来源于这样一个事实，即人能够对所经历的体验进行评价，会根据象征和意义来诠释他的生活与世界，而这些对生活和世界的解释与评价就是人的价值观。价值观是与自我的存在同等重要的存在。① 罗洛·梅提出："对理解焦虑来说最重要的是，符号的使用者根据符号来解释他的体验，并把这些符号当作价值观，对符号价值的威胁就会导致人深切的焦虑产生。"②

一般来说，焦虑与价值观的关系往往体现在两个方面，一是人作为符号的动物，具有自我关联的能力，文化影响人的价值观。也就是说，当人类遇到威胁时，会通过文化符号来判断威胁的严重情况，从而产生的焦虑的形式和程度就有所不同。二是价值观受到破坏就意味着人的自我存在受到破坏。当人自我存在的意义丧失后，人会变得绝望，甚至会采取破坏行为，其结果是人的责任意识削减，甚至通过性爱、吸毒、暴力来找到自己的存在感。这些都是价值观被破坏导致的后果。因此，罗洛·梅提出，西方文化中存在两个重要的信念，即个体竞争价值的信念和相信个人理性。这两种价值观是西方个人主义文化模式的具体体现，尤其是美国人受这种文化模式影响较深。因此，罗洛·梅从生存视角出发分析竞争性价值观与个人理性信念，实质是对美国个人主义文化模式和自恋人格的批判。

首先，竞争性价值观导致人际疏离。随着理性主义文化出现危机后，一直占支配地位的价值观已经发生了改变。众所周知，焦虑是人的价值观受到威胁时所做出的反应，没有人能逃开焦虑，因为没有哪种价值观是无

① 罗洛·梅. 心理学与人类困境 ［M］. 郭本禹，方红，译. 北京：中国人民大学出版社，2010：87.

② 罗洛·梅. 心理学与人类困境 ［M］. 郭本禹，方红，译. 北京：中国人民大学出版社，2010：92.

懈可击的。① 自文艺复兴以来，人们崇尚的竞争性价值观的地位已经开始动摇，根本价值观的改变使人们内心感到敌意和不安，这个时期的人们加入各种组织和团体，期望能够被接受，被他人喜欢。人独立性的丧失，人与人之间出现敌意和怨恨，这个时期的价值观由竞争转变为顺从、接受，这也直接导致焦虑的形式发生改变。几个世纪以来现代人通过超越自然的力量来证实自己是非常成功的，现代人对科学技术的征服导致人主体性的增长，其结果是人们把自己和自然看成是非个人的，人性也成了可以操控和利用的东西。同时人们对财富的追求和竞争的野心极大地增加。② 但是更多的竞争与侵略，只会带来更深的孤立、敌意和焦虑。由此形成"相互竞争的个人努力→社会内部的敌意→孤立→焦虑→更多竞争的努力"这样的恶性循环。这种焦虑增加了人与人之间的疏离感。与此同时，罗洛·梅也提出："如果价值观一直处于变化和重组的过程中，逃避焦虑的方法就是把价值观固化为教条。而教条，不管是宗教还是科学的，都可以带来暂时的安全感，但它是以放弃学习新的东西和新的成长机会为代价的。教条会导致神经性焦虑。"③

其次，理性与情感的分裂。理性信念也是在文艺复兴时期被引进的。斯宾诺莎将理性这一个概念表示为人的情感以及心理等其他方面对生活的一种态度。斯宾诺莎的目的是要在理性中，将情绪与伦理统一起来，实现人的完整。但是到了 19 世纪，这种信念发生了崩溃，理性被看成了人格分裂的标志，人们在理性和情感中痛苦挣扎，不知道是应该遵循理性，还是要寻求感官的满足。人们把理性看作是积极的、可接受的，而把情感看作是非理性的、消极和不可接受的。理性开始与"情绪"和"意志"分离开来。理性与情感的对立，导致人格的分裂，使人

① 罗洛·梅. 心理学与人类困境 [M]. 郭本禹，方红，译. 北京：中国人民大学出版社，2010：94－96.

② 罗洛·梅. 人的自我寻求 [M]. 郭本禹，方红，译. 北京：中国人民大学出版社，2013：29.

③ 罗洛·梅. 心理学与人类困境 [M]. 郭本禹，方红，译. 北京：中国人民大学出版社，2010：96.

成为"碎片化"的。① 到了 20 世纪，个人理性主义的信念与实际情况产生矛盾，理性被普遍认为是可以解决一切问题的答案，片面强调理性文化会造成理性与情感的分裂，给人精神上带来极大的痛苦。我们的焦虑之所以如此广泛，就是因为文化发生了分化，更为严重的是核心价值观的崩溃，其后果导致人格分裂。人不满足于自然的统一性，人要超越自身、超越自然。科学进步可以改善人类的生存条件，人们更加确信科学技术在一定条件下可以实现人类的自由和达到自身的完善。但是 20 世纪人类的生存状况发生改变，人类不但没有掌控自然，反而被自然无情地报复，科学技术不再成为人类改造自然的工具，而成为控制人类的恶魔。人们深陷混乱和焦虑的生活境遇中，人的存在处于分裂状态，在这种状态下，以往的价值观的核心准则仍然在我们的内心中，但是这些准则已经不具有说服力，不能适应现代社会的生活。可以说，传统的价值观核心已经丧失，新的价值还未建立起来，这导致人格的统一体被破坏，人不能发现自己生活的目标和存在的意义，不知道该何去何从。因此，人类在技术上进步将会导致人类走向虚无主义。②

最后，生存的异化。生活方式的改变导致价值观发生变化，而价值观受到威胁将会导致焦虑出现。由此看来，生活方式的变化与焦虑密切相关。罗洛·梅认为，现代社会的变革使我们的生活方式也发生改变，旧的生活方式正处于垂死挣扎中，而另一生活方式正在初步形成。正是在这样的过渡时期，人的价值观也在发生转变。③ 罗洛·梅分析，身为文化参与者的个人，所认定的存在价值使自己丧失在技术的文化之中，这种文化正在更多地使我们成为社会的一个机器人，从而丧失自己。在我们当前的文化中人们感到恐慌：人面对自己的无能而感到焦虑，急需寻找一种替代物

---

① 罗洛·梅. 人的自我寻求 [M]. 郭本禹，方红，译. 北京：中国人民大学出版社，2013：32.

② 罗洛·梅. 人的自我寻求 [M]. 郭本禹，方红，译. 北京：中国人民大学出版社，2013：34－35.

③ 罗洛·梅. 人的自我寻求 [M]. 郭本禹，方红，译. 北京：中国人民大学出版社，2013：29.

来分散焦虑，从而使人们暂时忘记焦虑。例如，人寻求药物、毒品来替代焦虑。① 在性爱方面，人们通过性活动来确认自己存在的意义。正如罗洛·梅分析，现代人失去了一种以成熟的方式爱他人的能力。在性领域中，性满足本质上是一种价值观，当一个人在性方面被一个伴侣否定，而没有被另一个伴侣否定时，就会卷入冲突和焦虑之中。显然，威望、温柔、个人的理解给予了一个伴侣性体验的价值，而没有给予另一个伴侣相应的价值。个体越不成熟，这种简单的生理满足本身所具有的价值就越大，而个体越成熟就越能决定性体验的价值。② 此外，股票市场达到了前所未有的繁荣，资金自由地流动和信用卡的使用，则整个民族看起来正经历着一场巨大的消费热潮。我们淹没在电视和收音机中，电脑技术的新发明每一时刻都呈现出新的可能，使个体购买欲极度膨胀。③ 罗洛·梅清楚地看到，技术化的社会里，人们的休闲自由时间变成了令人空虚的威胁，人们不知道要做什么，本来是属于个人自由的休闲时光变成了需要被组织、被计划的休闲。因此，现代人生活方式的改变带来的人的无意义感和自我认同的危机会导致焦虑问题。

自文艺复兴以来，西方社会主导性文化模式发生冲突。在现实的生存活动中人们亲身体验到生活方式的改变和价值观核心发生的变化，相信通过技术的发展和自由的增长可以解决焦虑，达到自我的完善。然而，这种理性文化的裂变，导致人类出现自我分裂。罗洛·梅强调，现代人心理困境的重要原因来自西方技术理性主义价值观核心的丧失。应当说，每一次文化的转型都会使生活方式发生巨大的变化。对于生活在这一时代的人们是一次严峻的考验，在这样的文化转型期，总会有相当数量的个体无法适应价值观核心的崩解，而使自己的生存处于非常混乱的境地。可见，焦虑不是简单的心理问题，它与生存方式密切相关。

① 罗洛·梅. 自由与命运 [M]. 杨韶刚，译. 北京：中国人民大学出版社，2010：17.

② 罗洛·梅. 心理学与人类困境 [M]. 郭本禹，方红，译. 北京：中国人民大学出版社，2010：88.

③ 罗洛·梅. 祈望神话 [M]. 王辉，罗秋实，何博闻，译. 北京：中国人民大学出版社，2012：111.

二、自我感的丧失

罗洛·梅认为，自我感与客观世界联系在一起，焦虑的出现不仅表示我们正在失去个人的世界，同时也意味着失去个人的自我。[①] 也就是说，焦虑产生的另一根源是自我感丧失，具体表现为人的价值观和尊严感的丧失。尼采和克尔凯郭尔认为，现代西方焦虑的来源，首先是丧失了存在感，其次是丧失了个人的世界。[②] 现代西方人将自我体验为一个没有意义的个体，即自我怀疑。而自我认同危机，即对人的尊严和自由的信念的缺乏。大多数人感到自己作为个人是无能为力和焦虑的，不能忍受被人排斥和孤独。为此，他们相信自己加入群体后就不会孤独，于是选择顺从某权威。但是他们却浑然不知，这种迎合权威或某群体行为，根本无法解决孤独。因为人们在逃避自由时，个人的自我意识已经被淹没，作为人的意义已经丧失，具体表现在以下几个方面。

人的自我力量感的丧失。人们倾向于成为生活中的表演者，而不是作为自我来生活和做出行动的人。[③] 个体无意义感最为显著的表现是角色混乱、信念迷失，人们不知道自己是谁，不知道自己存在的意义。例如，林德在《中等城镇》中描写美国小镇居民出现的角色混乱现象。罗洛·梅对此的分析是"角色的混乱与四处弥漫的焦虑密切相关。尽管20世纪似乎是一个人们对人的力量怀有巨大信心的时代，但事实上却相反：他们对技术和新发明充满信心，而不是对人类充满信心。这种关于自我的过分简单机械的观点的确预示了一种潜在的对人的尊严、复杂性和自由的信念的缺乏"。[④] 科

---

① 罗洛·梅. 心理学与人类困境 [M]. 郭本禹，方红，译. 北京：中国人民大学出版社，2010：52.

② 罗洛·梅，安杰尔，艾伦伯格. 存在：精神病学和心理学的新方向 [M]. 郭本禹，等，译. 北京：中国人民大学出版社，2011：71.

③ 罗洛·梅. 人的自我寻求 [M]. 郭本禹，方红，译. 北京：中国人民大学出版社，2013：40.

④ 罗洛·梅. 人的自我寻求 [M]. 郭本禹，方红，译. 北京：中国人民大学出版社，2013：38－41.

学技术的发展和人们对技术的依赖，使个人的自我并不重要，人的选择也无关紧要，如此下去，人们在现实生活中将逐渐形成无能感，存在感将逐渐丧失。当代西方文明的文化剧变与历史剧变，导致个体的自我意象受到不可避免的动摇。人们体验到他们作为个体的无意义感时，他们作为人的责任感也在削弱。① 自我感的丧失会加深焦虑的严重程度，就会产生情感冷漠，这也是自我意识减少的表现。如果继续加深焦虑，将会导致情感的缺乏以及人格的解体。自我是人格的一部分，自我是外部世界的一种反映。自我是主体与客体关系中的主体；广义而言，"自我"指的是个人的整体能力，狭义来看，"自我"是人类有机体有意识地觉察到自身活动的能力，并通过这种意识去指导自己的活动。自我实现是个人能力的表达和创造性的运用，自我实现只有在个人面对焦虑后，才有可能发生。当一个健康的人意识到自己的存在可能受到威胁时，会出现焦虑，但是在体验焦虑的过程中，他会有意识地寻求并部分地实现自我。② 存在感是自我发展的一个前提，存在感指的是个人的整体体验，既包括意识体验，又包括潜意识体验。存在感并不是人们看待外部世界、估量外部世界、评估现实的能力；相反，它是人们将自己看作是一个在世存在、认为自己是能够做这些事情的存在的能力。人们失去存在感就会出现空虚、焦虑甚至绝望。

自我意识可以理解为，将自我体验与客体联系在一起的主体，或者将自我体验与他人联系在一起的能力。自我意识与人格的发展密不可分，在不同的发展阶段，焦虑的形式也不同。在两三岁之前的婴儿时期，人的自我尚未形成，此时自我意识还处于萌芽状态，甚至可以称为前自我意识时期。到了成人时期，人的自我意识趋于完善，自我超越的能力显现，并开始发挥创造性。人能够有勇气面对焦虑，敢于突破现实生活中的局限，达到自我实现的目的，这也是人格发展的最高阶段。在治疗中自我发展的危机，往往伴随着深度的焦虑，这使人产生挑战自我的冒险勇气。人格贫乏

---

① 罗洛·梅. 心理学与人类困境 [M]. 郭本禹，方红，译. 北京：中国人民大学出版社，2013：35.

② 罗洛·梅. 焦虑的意义 [M]. 朱侃如，译. 桂林：漓江出版社，2016：340.

的人较少有焦虑，他们能够屈从于环境和他人的要求，对生活体验的能力和觉察能力贫乏，自主意识的能力大大削减。相反，有些人自主意识很强，对生活的感知能力也很敏锐，具有丰富创造力的同时也喜欢冒险。焦虑在自我发展中具有整合的功能，焦虑能够使我们的人格更加丰富。自我发展中积极的部分包括：自由、扩大、自我觉察以及责任。当与个人存在所认同的价值对立冲突时，自我意识强大的人会整合自我意识，继续前行，而自我意识薄弱的人便会出现焦虑反应，此时，如果不能建设性地对待焦虑，就会导致自我的缩减。①

通过上面的分析，我们可以看到，自我是人格的一部分，是外部世界的一种反映，根植于个人自己的存在体验。自我感的丧失表现为自我同一性的丧失，当人的自我认同体验削弱时也会产生焦虑。但是焦虑也具有建设性作用，焦虑体验会成为自我成长中重要的过程。

三、用于个人交流的语言的丧失

与自我感一同丧失的，还有我们用于相互交谈的语言。语言可以为现实生活中的事物赋予意义和概念，同时语言作为个人交流和沟通的工具，也是人类情感表达的载体。例如，我们使用爱这个词，来表达对某人的情感，很多人对这个词有不同的诠释，但在现代社会有很多人都在避免使用情感类的语言，这也表明，人际交往中情感的交流变得贫乏，很多人不爱表达自己的情感或者隐藏自己的情感。在正如弗洛姆所言，我们技术语言丰富，但是涉及有意义的人际关系时，我们的语言便丧失了。② 语言也是人类文化的重要构成部分，语言的功能还表现在：统一性功能、整合功能、创造性和构造性的功能。罗洛·梅认为，语言可以反映出一个历史阶段的文化发展方向。当某个历史时期的文化是统一发展的，语言就能表现

---

① 罗洛·梅. 焦虑的意义 [M]. 朱侃如，译. 桂林：漓江出版社，2016：341.
② 罗洛·梅. 人的自我寻求 [M]. 郭本禹，方红，译. 北京：中国人民大学出版社，2013：43 - 44.

出统一性力量。但是当文化发生变化，处于文化变迁、分裂和瓦解的过程中，语言就会失去力量。如果语言效力丧失，就表明这是一个混乱的历史时期。所以，探究各个历史时期状况时，语言是非常有利且可信的工具。[①]因此，语言成为我们探索各个历史时期的文化模式的证据。在历史发展过程中，语言是人类文化最具有代表性的特征。罗洛·梅透过现代人语言的贫乏现象，深刻揭示人与人之间的疏离、人与自然的分裂以及人与自身的分裂。实际上这也是罗洛·梅对现代生存异化的批判。罗洛·梅清楚地指出，我们这一时代的人是孤独和空虚的，连同艺术家自己在内，在精神上一直是孤立的、茫然不知所措的，因此，人们通过用语言与他人交谈，来掩盖自己的孤独感。罗洛·梅通过语言的丧失来阐释，人们在技术理性的影响下，开始关注如何掌控自然，与自然的关系越来越分离，人的情感生活已经与自然分离，人们对自然的感觉丧失，必然会导致人的空虚、孤独。

语言的缺失也表现为艺术语言的贫乏。现代艺术作品表现空洞、不和谐，说明艺术家脱离生活，我们与自然的关系遭到破坏，不仅由于我们的空虚，而且还由于焦虑，焦虑使我们从自然中退缩，失去了与自然的联系、与自然共情的能力。[②] 在日常生活中，只要我们的情感是丰富的，就能对生活充满热情，感受到周围世界的丰富多彩。相反，当一个人的内心是空虚的，生活是枯燥、死气沉沉的，那么他的生活状态就是贫瘠的。绘画和音乐能够反映出人们对现实生活的体验，画家通过画作来表达对世界和生活的看法，而人们也是通过艺术品来认识画家的风格，根据自己的经验来诠释艺术品要表达的意义。可以说，艺术作品将艺术家与大众联结起来，艺术家们向社会中的其他人以及其他历史时期的人传达他的情感和对生活意义的诠释，同时，也通过艺术作品来呈现社会现

---

① 罗洛·梅. 人的自我寻求 [M]. 郭本禹，方红，译. 北京：中国人民大学出版社，2013：45.

② 罗洛·梅. 人的自我寻求 [M]. 郭本禹，方红，译. 北京：中国人民大学出版社，2013：47.

实的样态。这就是艺术语言的魅力所在。但是，现代艺术作品的空洞、有限，现代人缺少审美，导致看着现代艺术却不知道其关键所在。艺术家们表达的语言有限，现代艺术和现代音乐没有传达任何东西的语言。例如，罗洛·梅曾分析文艺复兴时期的绘画，他提到，"当欣赏文艺复兴早期乔托的绘画时，你会感受到他的快乐、悲伤、满足的情感，能够感受他与作为个体的生活关系，也能体验到一种充满活力的与动物和自然的关系。"① 我们可以从这些艺术作品中体会到，他对生活的理解和自己内心的情感。罗洛·梅提出，在文艺复兴时期，一个普通人就能看懂达·芬奇和米开朗琪罗的作品，但是今天，即使是受过教育的人也很难看懂现代艺术作品。②

四、悲剧感的丧失

悲剧表明了一种对人类存在的深刻尊重以及对个人的权利和命运的信仰，悲剧感是肯定人类个体重要性的一个方面。③ 悲剧有两种状态，一种是消极状态，是指灾难，是对生命与爱的否定，这是我们一般的看法，但是悲剧的另一种状态，是指自我意识，个人对于爱既可能带来快乐也可带来破坏的意识。悲剧是赋予人类生命以丰富价值以及尊严的一种维度的表达。因而悲剧可能促使人类产生最具人情味的情感。对于悲剧的欣赏并不能帮助我们避免对生命的过分简单化。④ 人类尊严在一种巨大的空虚、空洞中引起共鸣，人的价值和尊严的丧失，最终使我们失去对人类生活的悲剧意义的感觉。

---

① 罗洛·梅. 人的自我寻求 [M]. 郭本禹，方红，译. 北京：中国人民大学出版社，2013：48.

② 罗洛·梅. 人的自我寻求 [M]. 郭本禹，方红，译. 北京：中国人民大学出版社，2013：49.

③ 罗洛·梅. 人的自我寻求 [M]. 郭本禹，方红，译. 北京：中国人民大学出版社，2013：52.

④ 罗洛·梅. 爱与意志 [M]. 宏梅，梁华，译. 北京：中国人民大学出版社，2010：113 - 114.

　　焦虑的形成及其种类和形式都受到文化的影响，对一个人的价值观或目标存在至关重要的影响，在很大程度上是传统文化及社会制度的产物。例如，在维多利亚时代，那时由性禁忌、性压抑引发的焦虑现象极为普遍，所以，弗洛伊德把力比多的压抑归结为导致焦虑的原因。当时悲剧在艺术作品中表现出了人对生命的超越，能够引起人们心灵的震撼或恐惧。我们这个时代悲剧却相对罕见，因为人类的生活是如此空虚。20 世纪，社会发生了巨大的变化，19 世纪可以使人安身立命的价值观已不再适用，导致人们精神生活空虚，倍感孤独，这就造成了现代社会焦虑日渐严重。①当今时代的艺术作品缺乏悲剧的积极一面，是因为我们处于变革的时代，人们一贯信奉的坚定信念受到怀疑与动摇，因此，只能在艺术中展现人的无意义的事实，人的超越性和创造性被忽略，对命运充满无力感，被动地接受而不知道反抗。文艺复兴时期，在莎士比亚戏剧中我们可以看到，一方面，人们将躯体视为生命多方面的有机联系，另一方面还对自然进行科学研究充满热情，人们对自然有着强烈的情感。到了 19 世纪，人们对自然的兴趣就变得越来越技术性了。笛卡尔的身心两分法，物理自然的客观世界和身体与人心理的主观世界和"内心"体验是完全不同的。这种两分法的现实结果是，主观的"内心"体验——两分法的"心理"一面被束之高阁，而现代人却全力追求体验机械的、可测量的方面，并取得了很大的成功。②自然与个体主观的情感生活分离了，个体对自然感觉的丧失，艺术作品表现的悲剧就是平庸、困惑、模棱两可，甚至有些艺术家拒绝承认悲剧的真正意义。艺术作品中的悲剧就是要体现人类有爱的能力，也有不可摧毁的意志，人有创造性和超越性。在悲剧中，人们认真地对待人类的自由和认识自我的需要，努力在自己内心找到勇气和力量的核心，作为重大抉择的标准，以免产生人格萎缩和病态焦虑。

---

　　① Kirk. J. Schneider. Rollo May on existential Psychotherapy［J］. Journal of Humanistic Psychology，2012（4）：13.

　　② 罗洛·梅. 人的自我寻求［M］. 郭本禹，方红，译. 北京：中国人民大学出版社，2013：48 - 49.

五、个体自由的悖论

罗洛·梅在其著作《自由与命运》中，自由与焦虑是人存在的两面。个体的自由与焦虑密不可分，自由的可能性总是会引发焦虑，自由与焦虑以其独特的形式出现在我们面前。罗洛·梅认为，自由的悖论就是"自由把生命力归功于命运，而命运则把自己的意义归功于自由。我们的才能、我们的天赋，都被暂时借走了，但这些都是可以被死亡、被疾病，或被任何其他我们无法直接控制的无以数计的事情呼唤回来的。自由就是我们生命的基础，但它也是不确定的"。①

自由是确定价值的可能性之基础。罗洛·梅讨论了自由的本质，自由是独特的，自由是所有价值观之母，诸如诚实、爱、勇气这类价值观，它们不能与自由这种价值观相提并论。因为其他价值观都是在自由中获得其价值；它们依赖于自由。自由不仅仅是某种价值本身，它是我们确定价值的能力之基础。如果没有自由，任何价值都不值一提。②在这个价值观死亡的时代，我们的复原就必须建立在我们与所有价值观的这个根源（即自由）和谐一致的基础上。自由是人类尊严的基础，自由永无休止地重新自我创造。③

自由就是超越它自己的本性的能力。在焦虑中个体常常会压抑自己的内心冲动，尤其是在神经性焦虑中，个体因童年早期的创伤性经验而习惯性地压抑自己，造成人格矛盾与内心冲突，当真实的威胁来临时，个体便会变得脆弱，无法对危险加以分辨并抗衡，这会造成个人自主性的减损，也就是个人力量的内缩。而自由就是超越它自己的本性的能力，其功能就是改变其本性，自由在人的心灵中能够蕴含不同的可能性，并且一开始就

---

① 罗洛·梅. 人的自我寻求 [M]. 郭本禹，方红，译. 北京：中国人民大学出版社，2013：20.
② 罗洛·梅. 自由与命运 [M]. 杨韶刚，译. 北京：中国人民大学出版社，2010：5.
③ 罗洛·梅. 自由与命运 [M]. 杨韶刚，译. 北京：中国人民大学出版社，2010：6.

存在，因为有了自由带来的可能性，人的生命更加丰富。

自由是有限的。自由带来的是焦虑。每当我们自由时，焦虑便潜藏地存在着；自由与焦虑互相靠拢。自由之所以带来焦虑是因为在自由和焦虑的中间有个因素就是命运。罗洛·梅重视自由的无限性与命运的有限性的关系，自由能够发挥人的创造性，实现人的潜能，具有超越性。但是当自由发挥创造性的同时也要受到命运的限制，人们觉察到自由不是无所不能的，不是毫无限制的，人们对命运的觉察使人感到孤独和疏离，人们受到非存在的威胁而感到焦虑，焦虑的存在本身就证明人有自由选择的能力，有利用潜能进行创造的能力①。

自由与命运。罗洛·梅针对当代个人主义和自恋文化危机的问题进行批判，他把美国个人主义文化宣传的不受约束的自由认定为缺乏社会责任，缺乏面对生活的勇气。自由与焦虑是不可分离的，是彼此相伴的，当自由出现时，焦虑会隐藏地存在着。伴随着过度自由的焦虑也可能是有破坏性的，它使我们瘫痪，使我们孤独，使我们陷入恐慌；当它受到压抑时，可能会导致身心疾病。暂停就是一个最容易产生焦虑的时刻。它是我们对可能进行平衡的紧张时刻，是我们怀着惊异和敬畏或者对失败的畏惧或害怕而观望的时刻。美国的个人主义文化模式，强调活在当下，认为人没有能力从过去和未来中获得安慰或更新，没有能力承担义务。因为人们无法确定，是否存在着一个自我，这种新的自恋的时代就是与一个人自己的现实出现偏差的症状，而在我们面临人类存在的变迁时，正是这种相信掠夺了我们的现实感，因为缺乏给现实以自由的命运的觉察，我们获得的不是自由，而是孤独和疏离。人的主体性是人与其他存在物的本质区别，人可以创造文化，创造自己生活世界的主题，人的主体性决定了人的特殊的生存结构。人们往往从不同的角度去揭示主体性，自由的背后是人主体性的膨胀，而自由是有限的，人的主体性受到客体性的限制时焦虑就会出现，所以，自由带来焦虑，人拥有自由去发挥潜能时，焦虑就会出现。

---

① 罗洛·梅. 自由与命运 ［M］. 杨韶刚，译. 北京：中国人民大学出版社，2010：20.

自由使人迷失在技术文化的漩涡之中。在技术理性的文化熏染下，人的主体性极度膨胀，产生自由的幻觉，伴随着过度的自由，人们越来越感到恐慌和孤独。接纳焦虑的存在，生活中的正常焦虑是被允许的，把这种正常焦虑作为一种生机活力存在的刺激物，是一种能量的来源以及生活的推动力。在面对焦虑时，心理健康的人是能够接纳自由带来的多种可能性，允许焦虑的存在，并想方设法地克服焦虑，而神经症患者，面对焦虑是紧张，将自己的自由进行封闭，他会感到压抑和束缚。[①] 我们要面对我们的绝望和焦虑，而不是压抑它们；否则，当我们需要勇气时，这种绝望和焦虑将取而代之。例如，在美国社会中，对自由的焦虑进行否认的通常方式是酒精和毒品。确实这是美国文化中逃避焦虑的主要方式。就像支撑的拐杖那样，酒精和药物有可能成为阻碍自由和可能性的一种方式，让人成为没有感情的机器人，失去了向潜在价值开放所必需的敏感性。这样，个人的自由便消失。现代人使自己丧失在技术文化之中，技术文化正在更多地通过电脑化使我们成为与社会一致的机器人，从而丧失自己。在现代美国社会自由的丧失主要原因是美国广泛流行的物质主义和享乐主义的发展。生活在这种文化中的人们普遍体验到一种被压抑的恐慌，不仅对氢弹和核战争感到焦虑，而且对无法控制的通货膨胀、失业感到焦虑，对宗教的腐败、传统价值观的退化感到焦虑，担心空气污染、石油危机和不确定性。

罗洛·梅指出，文化中自由的崩溃，是美国文化遗传下来的应对自由和命运的方式失败的症状表现。对人类命运的混淆和对个人的混淆是相伴出现的，只要这些能够得到解决，他们就将一起得到解决。[②] 在此罗洛·梅阐述了布朗尼斯罗·马林诺夫斯基的观点："自由具有伟大的情绪效能，这要归因于这个事实，人类的生活以及对幸福的追求确实依赖于文化给人们提供的那些手段，其性质与效能是与环境、与其他人类和与命运本身的

---

① 解光夫，杨韶刚. 论罗洛·梅的人本主义道德观 [J]. 安徽工业大学学报（社会科学版），2002（3）：104 – 105.

② 罗洛·梅. 自由与命运 [M]. 杨韶刚，译. 北京：中国人民大学出版社，2010：26.

斗争。"① 命运也代表一种境遇，命运就是我们寻找的生活蓝图，人们拥有自由，理所当然地认为能够超越自己的命运，来体验一种成就感和满足感，这是一种本真的体验，一种真正自由的信念。但是，当这个生命的蓝图被隐藏起来，面对命运的压力，人们试图逃避和否认时，它使人出现不安，产生受到排斥的恐惧，感到焦虑以及缺乏冒险的勇气，这时命运本真的模式已经被破坏，人们选择通过顺从来获得安全感。自由与命运之间是对立的，但仍然结合在一起，如果命运改变了，自由就必然改变，反之亦然。命运产生于自由，而自由也产生于命运。如果我们想要在社会中和谐地生活，就必须有责任。通过文化我们学会了维持自身的生存，满足自己的生存需要，但是，文化不能推翻命运、不能消除命运。命运从身体、心理和文化上为我们设置了一些限制，并且使我们拥有某些才能。威胁我们的是现实性的不确定性。在技术化的世界里，自我变得越来越没有意义。

罗洛·梅分析了美国个人主义时期某人的自由给人带来了前所未有激情，同时也出现了自恋和傲慢，拒绝接受命运的有限性，在这样的过程中人们与自然逐渐疏远，人获得自由的同时没有实现对命运的改造，就出现了现实性的不确定性，人感到更加的孤独和恐惧，面对这样的生存境遇，人们没有能力从过去和未来中获得安慰和安全感，没有能力承担义务，自我与其世界的关系出现了严重的偏差。

总而言之，罗洛·梅从自由问题入手对美国个人主义文化模式进行批判。在技术社会中，人们的生活方式发生改变，希望利用技术来实现自己的自由，但结果是令人失望的。如人们在利用自己的休闲时光时，表面上在追求这种自由的生活方式，但却因自由时间而产生焦虑，实际上这是空虚的威胁，它告诉我们，没有形式的自由、没有命运限制的无结构的自由，会使人毫无生气，在追求自由的过程中焦虑的出现取决于人对生活的态度。人由于对孤独的恐惧而倾向于逃避构成自己本质的自由，通过与某

---

① 罗洛·梅. 自由与命运 [M]. 杨韶刚，译. 北京：中国人民大学出版社，2010：40.

种整体或权威产生认同，以获得安全感。因此，为逃避焦虑而削弱自己的存在感，通过顺从某种极权组织机构而获得认同，这样的结果必然会消解人的主体性，为专制机构或体制提供生存基础。

第三节　解决现代焦虑问题的途径

罗洛·梅明确指出，焦虑无所不在、无法避免，但可以降低。解决焦虑就是将焦虑降低到正常水准，并利用这种正常焦虑增加我们觉察、警戒和生存热情的刺激。[①] 因此，解决焦虑问题的途径主要有以下 4 种：直面焦虑的勇气，在神话中建构新的生活方式，重新发现自我和艺术化的生活。

一、直面焦虑的勇气

在一个焦虑的时代，勇气是必不可少的东西，勇气是人成长中成熟的美德，要有重新发现自我的勇气。勇气是我们面对自由时所产生的应对焦虑的能力。罗洛·梅这里所说的勇气，并不是人们面对战争或生活中外在威胁时的勇气，而是人的内在特性，是自我与个人的可能性相联系的方式，当人们能够拥有成为自我的勇气时，就会沉着应对外在情境的威胁。[②] 我们这个时代所缺乏的就是一种积极方式的勇气，这种勇气是现实生活中创造性关系的基础，在生活中人与自己的关系、人与他人的关系都需要勇气来创造，不仅维护个人的自我需要勇气，献出个人的自我也是需要勇气的。罗洛·梅提出，正常的焦虑需要积极地面对，前提是人必须深信自己的潜能和基本价值，要有勇气直面焦虑，把焦虑看作人生发展

---

① 罗洛·梅. 焦虑的意义 [M]. 朱侃如，译. 桂林：漓江出版社，2016：316.
② 罗洛·梅. 人的自我寻求 [M]. 郭本禹，方红，译. 北京：中国人民大学出版社，2013：173.

的动力源泉。① 为了进一步说明这个问题，我们先来厘清焦虑、自我肯定和勇气的关系。例如，当个体面对焦虑时有强大的自我肯定，自我的潜能就会发挥出来，这样他才有勇气解决焦虑。当自我肯定的力量不够强大时，个体会放弃潜能，采取压抑焦虑的消极方法。

创造与勇气。个人勇气会受到他生活方式的阻碍。创造性的勇气是人生存的必要条件，创造力被定义为将新事物带入生活的过程，在日常生活中产生的想法、行为或发明产品等活动都是创造力的表现。这种日常的创造力都具有原创性和对他人的意义，而真正的艺术家的创造力是指能够发现新事物，并将一些新的事物通过诗歌或者绘画等艺术方式表达出来，艺术家或其他有创造力的人是能够表达自我的人，他们的创造力是实现自己生活世界的基本表现。因此，解决神经症焦虑的方法是找出某人的最初真实体验，在应对任何严重的神经症焦虑时，罗洛·梅还强调了人类的创造力和勇气。他分析道德勇气是纠正错误，而创造性的勇气是发现新的形式、新的符号，建立新社会的新模式的勇气。罗洛·梅提醒人们，终极创造力是生活的美好，并帮助我们找到自己的生活意义，艺术可以使我们的生活变得更加清晰和高贵。②

罗洛·梅提出的直面焦虑的勇气思想来源于蒂利希的存在勇气。蒂利希指出，焦虑是生存性的，不能被取消，但是勇气却能把对非存在的焦虑纳入自身之中。有勇气的人能在其自我肯定中把非存在的焦虑承担起来。焦虑使我们转向勇气，勇气通过把焦虑纳入自身而抗拒绝望。③ 面对非存在焦虑威胁，自我肯定力量强大的人会积极发挥潜能，激发创造性，勇敢地面对焦虑。因此，罗洛·梅在解决焦虑问题上强调，直面焦虑的勇气是解决焦虑问题的前提条件。

---

① 罗洛·梅. 心理学与人类困境 [M]. 郭本禹，方红，译. 北京：中国人民大学出版社，2010：92.

② Serlin. I. A Tribute to Rollo May and the Arts [J]. Journal of Humanistic Psychology，2009，49（4）：488.

③ 保罗·蒂利希. 存在的勇气 [M]. 成穷，王作虹，译. 北京：商务印书馆，2019：56.

二、在神话中建构新的生活方式

启蒙运动以理性取代了宗教，对神话的拒绝导致了信仰的缺失，现代人陷入了精神危机。神话，是赋予我们存在以重要性的叙述方式。罗洛·梅分析了神话对于人类生活的贡献，主要表现在四个方面：首先，神话具有整合作用，神话能够将生物自我与人性自我进行关联，给予个体以认同。其次，神话能满足人们对共同体生活的需求，神话是使社会团结一致的叙事方式，例如，在神话故事中展现的忠诚、友爱、善良等主题，就是对家庭、对社会、对国家的深切情感的体现，神话能够给人以归属感和社群感。再次，神话给我们提供道德价值和伦理规范，为世界赋予意义。而且神话可以缓解神经质负罪感和过度焦虑。最后，神话是我们理解人类世界产生的方式。人们通过神话对相互联系着的外在世界与内在自我进行解释。神话给予我们对人性的深刻认识，对生活意义的追寻。[①] 与此同时，神话具有创造力，神话还能够指导和规范人们的行为。神话中有人类的发展历史和生活方式，神话有助于我们去了解和接纳过去。正是因为神话能够给人们提供生活的方向和目标，使人们不再迷茫和混乱，因此，罗洛·梅非常赞同利用神话重塑新的生活方式。

无神话的处境。现代社会对理性技术的崇拜，使人们开始拒绝神话，将神话当作谬言甚至迷信加以抛弃。神话为我们提供生存的经验，也记录了人类发展的历史进程。例如，神话故事《俄狄浦斯王》展示了人类成长过程中出现的自我认同危机。第一阶段是出生时的危机，俄狄浦斯一出生就被抛入荒野。这时人类面临出生后的第一次危机，在这个阶段会出现恐惧、无力等反应。第二阶段是在 5～6 岁，这时孩子表现出对父母的强烈需求，尤其是男孩对母亲的喜爱，女孩对父亲的依恋。这种对父母的需求被称为俄狄浦斯式的需求。在 12 岁以后的青春期中，在神话表现为通过

---

① 罗洛·梅. 祈望神话［M］. 王辉，罗秋实，何博闻，译. 北京：中国人民大学出版社，2012：19－20.

仪式来宣告孩子变成男人和女人。第三个阶段是青年阶段的危机，主要表现在成长的危机，摆脱父母而获得自由。第四个阶段是成年阶段爱情和婚姻的危机。在现实世界中对所爱的人和所恨的人无法释怀，只有在神话世界中，所爱的人能够得到庇佑，所恨的人会受到惩罚。因此，罗洛·梅提出，神话被一代又一代人依据自己文化的新情况与新要求进行诠释。① 但是今天我们对神话有了误解，误认为神话与科学之间是冲突的，因而拒绝神话、批判神话、攻击神话。正如罗洛·梅在著作《祈望神话》的序言中指出："我们的时代迫切需要神话。偶像崇拜、药物滥用等诸多社会问题，都可以追溯到神话的丧失，因为神话给予个体适应这个时代的内在安全感，现代社会中的自杀、抑郁等问题都是源于现代社会中神话的缺乏及其意义的变动不居。"② 罗洛·梅认为："废弃了神话的语言，是以人性的温度、色彩以及个体意义与价值的丧失为代价的，正是这些东西给予个体生活以意义。如果我们将神话当作谬言，说明当代文化的贫瘠。"③ 除此之外，他还指出当社会中没有神话的指引，人们会对金钱盲目热情、对吸毒上瘾，其目的都是要逃避焦虑。当个体发现自己对生活的无能为力，在生活中不能确认自己，看不到未来，人们便会借助于药物、毒品或自杀来摆脱无聊、空虚的人生。没有神话，人就没有了价值和信仰。

神话赋予生存以意义。人们试图在神话中找到自己，给生活以新的意义，在神话的世界中重建个体意义世界的稳定秩序。当代人的生活是混乱的，人们没有方向和目标。人与自然、人与他人、人与自我的分离，导致人们的生存意义丧失和自我认同危机。人类有两种沟通方式：理性语言和神话。在日常生活中理性语言是具体的、符合逻辑的沟通方式。而神话是沟通人们与现实的特殊途径，通过音乐、绘画、戏剧等文化符号来记录历

---

① 罗洛·梅. 祈望神话 [M]. 王辉，罗秋实，何博闻，译. 北京：中国人民大学出版社，2012：27－29.

② 罗洛·梅. 祈望神话 [M]. 王辉，罗秋实，何博闻，译. 北京：中国人民大学出版社，2012：1－2.

③ 罗洛·梅. 祈望神话 [M]. 王辉，罗秋实，何博闻，译. 北京：中国人民大学出版社，2012：10.

史事件的。① 与此同时，神话以发展的方式展现了人们与自然以及人们存在之间的联系。一般来说，神话是一种自发的精神文化，通过神话，人们能认识社会与社会中生存的人，神话中蕴含着人类社会价值观和道德伦理规范，同时神话也能塑造人的行为，影响人对生活的态度，是人类智力和精神创造力的体现。在此基础上，神话将个人与社会进行整合，神话在社会中发挥了协调和指导的作用，使人类生活的各个侧面协调一致。可见，神话中为人类提供了生存经验与生活的意义，人们在神话中获得认同。② 现代社会中生活方式发生改变，随之而来的是价值观的变化，当人们的价值混乱时或者价值受到威胁时，就会产生焦虑。神话为人们提供社会道德价值和伦理规范，在神话世界中可以重建已经损毁的旧的生活方式。③ 罗洛·梅将神话理解为一种在意义丧失的世界中创造意义的方法，这是一种有益的自我整合的方式。在罗洛·梅看来，人类对神话的祈望实质上是对人类共同体的渴求，他试图找寻神话与人类生活的积极联系，实现人类个体生存与集体生活的整合力量，强化神话的功能与价值。尽管如此，罗洛·梅的构想具有理想化的浪漫主义色彩，脱离社会现实，只能是在心理治疗层面通过自由联想、共情的治疗技术来帮助患者进行神话世界的构建。在实际的社会生活中，我们不能将改变人类的生存方式和社会运行机制寄托在神话世界中。显然，这种策略缺乏现实性。

不可否认，罗洛·梅提出，在神话中寻找新的生活方式缓解焦虑的策略存在偏颇之处，但是，应当肯定，罗洛·梅从生活方式的视角来思考焦虑问题。人的存在具有有限性，不能实现真正的自由，在现有的生活方式里传统的秩序已经无法使用，人们的生活变得无意义和混乱。罗洛·梅承认随着当代生活方式的变化，人们的传统价值和秩序都已经发生破坏，人们感到自己的存在受到威胁从而产生焦虑。在神话里，人们可以尝试新的

---

① 罗洛·梅. 祈望神话 [M]. 王辉，罗秋实，何博闻，译. 北京：中国人民大学出版社，2012：13.

② 同上。

③ 罗洛·梅. 祈望神话 [M]. 王辉，罗秋实，何博闻，译. 北京：中国人民大学出版社，2012：8.

生活方式，可以重建已经损毁的旧的生活方式来解决人们的焦虑和负罪感。[①] 显然，罗洛·梅发现了生活方式的改变对焦虑有着直接影响，要想治疗焦虑就必须找到一个空间能够承载人们尝试新的生活方式或者重建已损害的传统生活方式。在罗洛·梅看来，这个空间正是神话，人们可以通过梦、自由联想和幻想创造神话，在神话里，人们既能追寻自我，也能实现自由，可以按照自己的意愿存在，赋予生活以意义。[②]

三、重新发现自我

罗洛·梅对意识作了如下陈述："意识是人类所特有的觉察形式，是将自我体验为与客体联系在一起的主体，或者是将自我体验为与'你'联系在一起的'我'这种能力。"[③] 每一个存在的人都具有自我肯定的特性，即都需要保存他的中心。罗洛·梅分析了焦虑与自我意识的关系，"自我意识是人类独特的标志，自我意识是从外部的视角来看待自我的能力，是人类特有的特征。人类的自我意识是他最高品质的根源，它构成了人类区分'我'与世界这种能力的基础。它同时给予了人类留住时间的能力"。[④] 人类的自我意识是个体具有的能力，借助于自我意识，人们实现自我的联结。不同程度的焦虑都倾向于摧毁我们对自身的意识。严重的焦虑会导致自我认同危机。同样，自我意识也能摧毁焦虑，这就是说，强大的意识能够战胜焦虑。[⑤] 正常焦虑也是自我受到威胁时出现的信

---

① 罗洛·梅. 祈望神话 [M]. 王辉，罗秋实，何博闻，译. 北京：中国人民大学出版社，2012：93.

② Rainer. J. Rollo May and the Search for Being: Implications of May's Thought for Contemporary Existential – Humanistic Psychotherapy [J]. Journal of Humanistic Psychology, 2019, 59 (2)：264.

③ 罗洛·梅. 心理学与人类困境 [M]. 郭本禹，方红，译. 北京：中国人民大学出版社，2013：144.

④ 罗洛·梅. 人的自我寻求 [M]. 郭本禹，方红，译. 北京：中国人民大学出版社，2013：60.

⑤ 罗洛·梅. 人的自我寻求 [M]. 郭本禹，方红，译. 北京：中国人民大学出版社，2013：26 – 27.

号，个体的自我意识越强，他对焦虑的敏感度就越弱，这样就不会轻易受到焦虑的侵袭，自我意识犹如我们应对焦虑的防疫机制。因此，我们只有通过度过焦虑的经验，才能寻求并达到自我的实现，这是焦虑的先决条件。焦虑在自我发展中具有整合功能。我们要建设性地感受和面对焦虑，加强自我意识，找到自我力量的中心，才能将自己体验为人，体验为能够在客观世界中采取行动的主体。神经症焦虑是我们内部一种没有得到解决的冲突的标记，那么只要冲突存在，我们就有可能意识到冲突的原因，并且在更高的健康水平上找到一种解决方式。因此，罗洛·梅提出："要加强自我意识，找到自我力量的中心，这些中心能使我们抵制住周围的混乱和困惑。"①

尽管人们在焦虑中容易迷失自我，但是，我们也看到了应对焦虑的方法就是在焦虑中重新寻找自我。正如罗洛·梅所言："人类能够审视他的历史，自我意识的能力还构成了人类使用符号这一能力的基础，这种能力是将一种物体抽象出来的方法。"② 人能够使用符号的主要原因是人拥有自我意识，自我意识使人利用文化符号的中介功能来理解焦虑。人类能够从语言、神话、宗教、艺术、历史、科学等文化符号构成的符号世界中来观察自己的体验，这是一个人作为自我同一性的最好方法，这种对自我同一性的意识能够体现人性的独特性和丰富性，发挥人的创造性，从而实现自我。正如卡西尔所言，"作为一个整体的人类文化，可以被称之为不断自我解放的过程。语言、艺术、宗教、科学，是这个历程中的不同阶段，在这个阶段中，人们发现并证实了一种新的力量——建设一个人自己的世界、一个'理想'世界的力量。这些符号趋于不同的方向，遵循着不同的原则。但是这种多样性和相异性并不意味着不一致或不和谐。所有这些功

---

① 罗洛·梅. 人的自我寻求［M］. 郭本禹，方红，译. 北京：中国人民大学出版社，2013：84.

② 罗洛·梅. 人的自我寻求［M］. 郭本禹，方红，译. 北京：中国人民大学出版社，2013：61.

能都是相辅相成的"。① 罗洛·梅以卡西尔的符号形式哲学的思想为依据，把人看作是符号的使用者，人的自我意识使人能够在焦虑体验中，通过语言、神话、艺术、历史等文化符号去认识自我和创造自我，实现自我整合和解放，只有自我意识强大才能克服焦虑。

总而言之，人是孤独和有限的存在物，同时也是自由的存在物，人之存在的有限情境同人之自由和创造性互为存在条件。自我具有自由、扩大的自我觉察以及责任。每当我们面对并经历新的可能性时，自我觉察的扩大便会产生。很多人为了避免焦虑，拒绝到陌生的领域发展，只在自己熟悉的领域中，拒绝新的可能。实际上，这是牺牲了自己的自由，并进一步压缩自己的自主性与自觉。焦虑的非建设性的方式会对自我意识造成破坏。焦虑导致人的自我的迷失。实际上，罗洛·梅反对现代技术理性文化压抑人的自主性、操纵人的生活、消解人的超越维度。他提出，激发人的潜能去勇敢面对焦虑，能促进自我的实现。解决焦虑的策略在于：在焦虑体验中，实现自我人格的成长，只要一个人拥有自我意识，而且没有因为焦虑或神经症而无能为力，那么人类就会一直处于动态的自我实现的过程中。

四、艺术化的生活

罗洛·梅关注艺术，他将艺术家看作是当今社会的预言家，艺术家将对社会变化的洞察，通过艺术作品表达出来。在通过艺术理解我们的世界时，我们还避免科技导致的非人性化结果。他举例分析，精神分裂的特征在于既要面对丧失自我意识的更深层面，还要拒绝被他剥夺个性。因为艺术家发现，在我们意识的更深层面，我们能够参与到表层之下的人类体验与本性中来。例如，毕加索洞悉了社会的精神分裂的特征，从他的作品《格尔尼卡》中支离破碎的公牛、肢体断裂的村民等可以窥见这种表达。罗洛·梅认为："艺术家呈现了支离破碎的人类形象，但在将其转化为艺

---

① 恩斯特·卡西尔. 符号形式的哲学 [M]. 赵海萍，译. 长春：吉林出版集团股份有限公司，2017：269.

术的行为中超越了它。正是其创造性的行为赋予了虚无和疏离以及现代人的状态的其他因素以意义。"① 艺术作为人类创造的符号，具有生成性，艺术是艺术家对生活和内心情感的摹写，但并不仅仅是简单的摹仿，而是通过符号，系统地转化和生成。艺术作品并不是要表达艺术家生活的混乱，也不是艺术家强烈感情的瞬间突发，而是昭示着一种深刻的连续性和统一性，艺术家通过艺术作品唤醒我们对现实生存境遇的思考。②

艺术和历史学是我们探索人类本性最有力的工具。在伟大的历史和艺术作品中，我们开始在普通人的面具后面看到真实的、有个性的人的面貌，艺术也是对人生自我的一种研究方法。③ 罗洛·梅深入探究了 19 世纪中期和后期的文化情境，这个时期的主要特征是人格被分割成碎片。这些分裂文化以及在个体身上表现为情感分裂、心理分裂以及精神分裂等症状。我们不仅能在这个时期的心理学和科学中看到这种个体人格的分裂，而且几乎 19 世纪文化的每一个方面都可以看到。在文学作品中出现了区隔化，把艺术当作人造的东西。这种区隔化表现为，在艺术中人们以润饰的、浪漫的、学术的形式将艺术用作一种伪善的对于存在和自然的逃避，艺术被当作人造的东西。在宗教与日常存在的分裂中能进一步看到这种分裂，它们使宗教成了一种礼拜日的事务和特殊仪式。现代人处于一种方向感全无的境地，在这种境地之下，他们的焦虑需要得到消解，他们要缓解负罪感与抑郁感，要填补生活的空虚。艺术作品为人们呈现了人类生活的图景，在艺术中人们可以对现实生活世界有更加深刻的体验，艺术不只是将现实中的事物进行摹仿，而是要唤醒人们去发现并认识世界，艺术赋予了个体生活的意义。

与此同时，卡西尔认为："艺术让人们看到了人灵魂最深沉的、多样化的运动。我们在艺术中感受到的不是某种简单或单一的情感属性，我们

① 罗洛·梅. 爱与意志 [M]. 宏梅，梁华，译. 北京：中国人民大学出版社，2010：11.
② 恩斯特·卡西尔. 符号形式的哲学 [M]. 赵海萍，译. 长春：吉林出版集团股份有限公司，2017：172 - 175.
③ 恩斯特·卡西尔. 符号形式的哲学 [M]. 赵海萍，译. 长春：吉林出版集团股份有限公司，2017：244 - 245.

感受到的是生命本身的动态过程，那种在对立的两极之间、在欢乐与悲伤、希望与恐惧、狂喜与绝望之间的往复振荡的过程。"① 艺术能够使我们的现实生活丰富多彩、更加生动，艺术在带给我们愉悦的同时，也教会我们用一双发现美的眼睛去发现生活的美好。艺术家们塑造并呈现了这些社会形态，艺术拓展了我们的意识，是使我们通向体验新维度的道路，欣赏艺术作品会给予我们自我识别的体验。艺术能够在某种程度上填满我们空虚的生活，向我们展示人类更真实的东西，为我们揭示新的生活世界，也能让我们看到并生活在新的空间世界中，艺术家们通过艺术作品向我们表明时代将会产生新形态。我们参与到艺术化的生活中，激发潜能，寻找生活的意义，我们将世界作为一个紧密的、自发的整体来爱，并加以意志。我们爱这个世界，给予它感情、经历和爱的能力，并在我们塑造和改变它时改变自己，这便是一个人与其世界充分关联的意义。②

　　综上所述，现代社会焦虑的表征是空虚、孤独以及爱与意志的缺失。焦虑是文化的产物，是人的生存的深层问题。罗洛·梅通过对语言、神话、艺术等文化现象的阐述，来说明现代社会焦虑的历史根源在于：价值核心丧失、自我感的丧失、语言丧失、悲剧感的丧失以及个体自由的悖论，从而深刻揭示现代人的生存困境。罗洛·梅对于焦虑的态度是接纳并在其中重新寻找自我，这是焦虑意义的体现。同时要有勇气去直面焦虑，祈望从神话故事中构建新的生活方式去缓解焦虑。罗洛·梅从文化层面对现代社会焦虑进行文化批判；他将人视为符号的使用者，能够运用语言、神话、艺术等符号来诠释现代焦虑问题；在文化世界中重新寻找自我，实现自我的整合。尽管罗洛·梅提出在神话中构建新的生活方式来缓解焦虑的观点令我们有些质疑，但是，罗洛·梅思想中关于焦虑与生活方式的相关性研究，要比其他焦虑理论更具现实性。

---

① 恩斯特·卡西尔. 符号形式的哲学 [M]. 赵海萍，译. 长春：吉林出版集团股份有限公司，2017：175.

② 罗洛·梅. 爱与意志 [M]. 宏梅，梁华，译. 北京：中国人民大学出版社，2010：343－345.

第五章　罗洛·梅焦虑思想评析

罗洛·梅焦虑思想实现了存在主义哲学与心理学的有机融合，既深化了存在主义哲学的理论，也推动了心理学的发展。罗洛·梅焦虑思想的价值体现在：为理解和阐释焦虑问题提供了新的视角；为当代文化哲学研究提供了重要的理论资源，对解决现代文化的焦虑问题提供实践参照。罗洛·梅焦虑思想的限度主要有文化概念界定受限、夸大了宗教对于焦虑解决的作用。

第一节　罗洛·梅焦虑思想的影响

罗洛·梅焦虑思想的影响是深远的，主要体现在两个方面：一方面是理论影响。罗洛·梅从文化哲学的视角理解焦虑问题，深化了存在主义的焦虑思想，同时也为心理学研究提供了新的视角，促进心理学研究范式的转换。另一个方面是实践影响。罗洛·梅以焦虑研究为起点，结合心理治疗临床实践，构建存在心理治疗理论，同时，他将欧洲存在主义心理学引入美国，开创了美国存在主义心理治疗学派。

一、实现了存在主义与心理学的有机融合

存在主义哲学和心理学这两种取向处于不同层面。存在主义是作为一

种深刻的历史和文化批判意识而出现的。西方人的焦虑、孤独、空虚和自由是存在主义哲学的主题。存在主义者的文化批判是从揭示西方理性文化统治下人的生存境遇开始的。存在主义者把人作为研究的出发点，如克尔凯郭尔用"孤独的个体"来描述人的存在状态。① 心理学是科学主义的心理学方法论，在科学的框架下去理解焦虑问题，将焦虑作为精神分裂的前兆，是一种病态的心理问题。心理学和存在主义哲学在理解人的存在方式之间存在着不同，它们有着各自不同的学科视角和侧重的方向。但是，它们虽有不同，又有交叉和融合。存在主义哲学和心理学研究的交汇点就是焦虑。罗洛·梅深受存在主义神学家保罗·蒂利希的影响，他把克尔凯郭尔的存在主义哲学与弗洛伊德精神分析相结合。② 因此，罗洛·梅焦虑思想既有存在主义哲学的基础，又吸收了精神分析学的理论，同时还运用了文化哲学的理解范式来诠释焦虑。

（一）对存在主义哲学的深化

罗洛·梅焦虑思想的主要来源就是存在主义哲学，存在主义哲学直接以人为研究对象，关注人的生存体验和生存状态，这些观点也是罗洛·梅焦虑思想的核心。罗洛·梅清楚地指出，"存在主义是现代情绪主义和精神特征之深刻维度的一种表现形式，存在主义已经表现在我们文化的所有方面，不仅在心理学和哲学中，而且在艺术中，深刻、具体地描述现代西方人心理困境。"③ 存在主义是在文化危机时期诞生的，我们所处的这个时代是思想剧烈变革的时期，当一种文化陷于一个过渡时期，可以理解的是，这个社会中的个体会遭受精神上和情绪上的剧变。"存在主义就直接

---

① 衣俊卿. 文化哲学理论理性和实践理性交汇处的文化批判［M］. 昆明：云南人民出版社，2005.

② 杨韶刚. 存在心理治疗探析［J］. 吉林大学社会科学学报，1996（3）：13.

③ 罗洛·梅，安杰尔，艾伦伯格. 存在：精神病学和心理学的新方向［M］. 郭本禹，等，译. 北京：中国人民大学出版社，2011：12.

来自西方人的焦虑、疏远和冲突，而且它是我们文化所固有的。"① 实际上，存在主义承认孤独与有限是人的存在状态，同时，提倡自由与责任，将二者进行结合。存在主义批判的矛头指向西方工业社会的技术理性文化，深刻揭示西方理性文化的主—客分裂导致人的主体性丧失。现代社会中，受技术理性文化的影响，人的存在已经被淹没，人被看作客体，用某些测量的技术和知识就可以解决或者改变。存在主义关注的是危机中的个人，存在主义者普遍反对理性主义，正如克尔凯郭尔所言，人只有被看作是作为一个有思想的存在才是具有现实的人。② 尽管存在主义具有悲剧意识，但是存在主义者将人视为一直处于生成之中，人能在生存境遇中获得新的自我意识。存在主义在寻找克服文化分裂，使人重新变得完整的方法。

在这一点上，罗洛·梅通过文化符号的理解范式破解了存在主义研究困境。罗洛·梅分析，"现代人与其自身之关联的丧失会导致的后果是，人的身体陷入主体—客体的分裂之中：他倾向于将他的身体看作一个客体，是某种外在的可以用技术进行研究和控制的东西"。③ 而人的独特性在于人能够通过语言符号对事物进行抽象和整合的能力，通过语言符号进行相互交流，人能够超越即时的、具体的情境，并同时将自己体验为主体与客体的能力，这是人的自我关联的能力，正是有了这种自我关联，人类可以根据他们自己的象征来看待环境，并与他人产生互动，在这个过程中认识和觉察自己。自我关联的能力就是个人的自我体验为主体与客体的能力。④ 因此，罗洛·梅提出，在焦虑思想的基础上提出构建一门关于人的科学，建立一个框架将人的主体和客体的自我联系在一起。于是罗洛·梅

---

① 罗洛·梅. 存在之发现 [M]. 郭本禹，方红，译. 北京：中国人民大学出版社，2008：51.

② 罗洛·梅. 存在之发现 [M]. 郭本禹，方红，译. 北京：中国人民大学出版社，2008：41.

③ 罗洛·梅. 心理学与人类困境 [M]. 郭本禹，方红，译. 北京：中国人民大学出版社，2013：228.

④ 罗洛·梅. 存在之发现 [M]. 郭本禹，方红，译. 北京：中国人民大学出版社，2008：223 – 224.

把人作为符号的使用者、推理者，将人看作一个整体，深入人的社会生活和伦理行动中，用科学的方法研究人。在这个意义上，罗洛·梅焦虑思想不仅继承了存在哲学生存论思想，而且在理解范式和研究范式上深化了存在主义焦虑理论。

罗洛·梅虽然是一名存在主义心理学家，但是并没有将焦虑问题仅看作人的心理问题，而是受到存在主义哲学的影响，他将焦虑看作是人的存在状态，是人的生存问题。存在主义哲学的焦虑的基本观点：焦虑与自由、焦虑与存在、存在于世等构成罗洛·梅焦虑思想的核心，可见，存在主义哲学是罗洛·梅焦虑思想的根基。与此同时，罗洛·梅吸收文化哲学创始人卡西尔的思想，将人看作符号的动物，人会使用符号。罗洛·梅用文化批判范式去揭示西方理性主义文化造成现代人的分裂现象。他用神话、艺术、语言、宗教等文化符号来展现现代人的生存境遇。罗洛·梅从文化的整体性来理解焦虑，将焦虑看作文化问题，并提出文化支配焦虑，对焦虑进行文化诠释，同时又结合弗洛姆的社会批判理论对西方社会文化危机进行剖析。这就表明，罗洛·梅将存在主义哲学与心理学进行整合，既丰富了存在主义哲学思想，又在心理学领域扩大了存在主义哲学的影响。

（二）推动了心理学的发展

罗洛·梅关于心理学的研究对象、研究方法等方面提出了自己的构想，并且对现代焦虑理论进行梳理，把存在主义哲学思想引入心理学研究，极大地推动了心理学的多元化发展，主要表现为以下几点。

1. 为心理学研究提供新的思路

心理学和心理治疗的研究对象是心理上病态的人，把焦虑看作异常的情绪或者心理问题。但是罗洛·梅主张，要建立人的科学，要去理解完整的人，深入人的世界中去理解他的问题。他将焦虑视为个人的存在的特征，同时，人是符号的使用者和推动者，在他看来，"焦虑的独特性来源于这一事实，即人是一种会进行评价的动物，是一种会根据想象和意义来解释他的生活世界。"① 罗洛·梅看到人的本性是丰富和独特的，他将人看作符号动物，人会使用符号，人通过语言、神话、艺术、历史、科学等文化符号来审视和认识自己。不难看出，罗洛·梅主张心理学研究也要进行研究范式的转换，不能只是利用药物和科学技术进行治疗，还要以人的独特的、与众不同的本性为支点去分析人的心理问题。

2. 促进心理学方法论的转变

目前，心理学的研究方法主要有科学主义心理学方法和人文科学心理学方法。其中科学主义心理学是试图将自然科学知识作为心理学研究的基础，来研究人的行为。在西方心理学的发展中，科学主义心理学方法论占据着主导地位，分别呈现三种样态：心理主义范式、行为主义范式与信息加工范式。② 科学主义心理学方法论基础是实证主义科学观和自然科学方法论，基本主张就是，在心理治疗时专注于技术，依靠统计学、测量和生物学的方法，对人进行技术上的研究和测量。自然科学心理学方法论是将人的心理研究置于自然科学研究的框架下，采用自然科学的研究方法，将人也看作自然科学的研究对象，只要用实验就能检测，用数据就能描述出人的心理特征。科学主义的心理学方法论对于人的心理研究有一定的推动作用，为心理学的研究提供了丰富的数据资料。但是，人的本性是丰富的、多元的、复杂的，人有创造性和超越性，仅靠着科学技术的检测，不能将人的心理隐藏的东西展现出来。这也是科学心理学方法论在心理学领域中遭到很多心理学家质疑的地方，因此，科学心理学方法论没有成为心理学研究的唯一方法。传统的科学方法不仅没有适当地处理数据，而且实际上是隐藏而不是揭露患者身上正在发生的事情。③ 罗洛·梅也觉察到，在一种科学上对人的片面研究中，存在着极端危险。他反对行为主义以及

---

① 罗洛·梅. 心理学与人类困境 [M]. 郭本禹，方红，译. 北京：中国人民大学出版社，2013：87.

② 彭运石，林崇德，车文博. 西方心理学方法论危机及其超越 [J]. 华东师范大学学报（教育科学版），2006（24）：49-50.

③ 罗洛·梅，安杰尔，艾伦伯格. 存在：精神病学和心理学的新方向 [M]. 郭本禹，等，译. 北京：中国人民大学出版社，2011：9.

其他形式的实验心理学的研究方法，忽略人的自我意识和自我觉察的能力，将人看作是用药物或催眠就能控制的，没有意识的、条件作用的"产物"。① 与此相反，人文科学心理学方法论强调心理学作为人文科学在方法论上对人进行研究，将人看作社会历史的存在，重视人的目的性、个体性、历史性、整体性等基本特点。现代人文科学心理学的方法论主要有解释学方法论、现象学方法论、存在主义方法论。心理学研究领域中科学主义心理学与人文科学心理学研究范式呈现两种不同的研究视野，这成为心理学研究的隐患，如何实现这两种范式的融合，将这两种研究视野整合，未来心理学的发展趋势是建立与人的本性相适应的心理学研究方法——心理学整合视野。② 实际上，罗洛·梅在构建存在心理学时就明确提出，存在心理学的宗旨是将科学与本体论结合起来。③ 他提出："存在心理学代表了一种科学与人文主义的统一。存在主义心理学建立在科学传统基础上，通过历史的视角，利用语言、艺术、文学以及哲学中展现自己的这些事实，以哲学的研究范式去反思、分析人的存在，通过得益于那些特定的表达当代人之焦虑与冲突的文化运动的洞见，扩展了存在主义关于人的知识。"④ 可见，罗洛·梅关于改进心理学研究方法的观点非常具有创新性和超前性。

二、对当代心理治疗实践的影响

罗洛·梅将欧洲存在主义心理学引进美国，开创了美国存在主义心理学。在 1958 年，罗洛·梅与恩斯特·安杰尔、艾伦伯格等主编了《存在：

---

① 罗洛·梅. 心理学与人类困境 [M]. 郭本禹，方红，译. 北京：中国人民大学出版社，2013：218.

② 彭运石，林崇德，车文博. 西方心理学方法论危机及其超越 [J]. 华东师范大学学报（教育科学版），2006（24）：53－54.

③ 罗洛·梅，安杰尔，艾伦伯格. 存在：精神病学和心理学的新方向 [M]. 郭本禹，等，译. 北京：中国人民大学出版社，2011：45.

④ 罗洛·梅，安杰尔，艾伦伯格. 存在：精神病学和心理学的新方向 [M]. 郭本禹，等，译. 北京：中国人民大学出版社，2011：9.

精神病学和心理学的新方向》（简称《存在》）。在这本书里收录了路德维希·宾斯万格、尤金·明可夫斯基等人的文章，从此欧洲存在主义心理学的思想在美国开始传播，很多美国存在主义治疗师都是看到《存在》后开始进行存在主义心理学研究。《存在》这本书后来被誉为存在心理学的圣经。1958—1959 年，罗洛·梅组织了两次存在主义心理学的研讨会，先后创办了《存在研究》（1959）、《存在心理学与精神病学评论》两种杂志。罗洛·梅于 1959 年在美国心理学会议上组织的关于存在心理学的研讨以及随后出版的论文集，引起了美国心理学领域的震撼，同时将马斯洛、罗杰斯、奥尔波特、布根塔尔的思想进行整合，确定了美国存在主义心理学的地位。存在主义心理学家布根塔尔通过罗洛·梅的思想开始对存在主义心理学产生兴趣，他在阅读了《存在》一书后，开始学习存在主义心理治疗的理论和方法。后来布根塔尔积极推动存在主义心理学在美国的发展，他和罗洛·梅是人本主义心理学中的存在主义运动的两个主要代表人物。布根塔尔在心理治疗实践中常常引用罗洛·梅关于意向性、中心性之类的概念。① 欧文·亚隆是美国最具影响力的心理治疗师之一，他是斯坦福大学医学院精神病学教授，当代精神病学大师，存在主义心理学治疗主要代表人物，1974 年获得美国爱德华·史崔克精神医学奖，1979 年获得美国精神病学会奖励基金，亚隆的思想影响力具有世界性。罗洛·梅的重要著作《存在：精神病学与心理学的新方向》一书，影响了亚隆在存在心理治疗技术方面的取向，亚隆也正是因为阅读此书而开始研习哲学。他和罗洛·梅私下有许多亲密的交往，两人对于死亡问题的诸多讨论也启发了亚隆对死亡主题的思考。在克服死亡焦虑的问题上，亚隆接受了罗洛·梅将焦虑转化为恐惧的观点。② 在人如何能发现潜能、焦虑、愿望和意志等问题上，亚隆深受罗洛·梅的启发。亚隆在著作《存在主义心理治疗》一书

---

① 车文博，黄冬梅. 美国人本主义心理学哲学基础解析 [J]. 自然辩证法研究，2001 (17)：4.

② 邱赤宏. 欧文·亚隆存在心理治疗研究 [D]. 长春：吉林大学，2017：42－43.

中明确地表明，关于焦虑的治疗思想都是借鉴罗洛·梅的焦虑思想。①

　　罗洛·梅作为一名心理治疗师，具有丰富的心理治疗实践，他首创了存在主义心理治疗的技术，并被广泛应用到心理治疗领域，成为重要的心理治疗实践指导原则和操作方法。罗洛·梅被誉为美国存在心理治疗的首创者，他的存在主义心理治疗技术被施耐德和布根塔尔继承并进一步发展，使存在心理治疗与来访者中心疗法、格式塔疗法一起，成为人本主义心理治疗领域最为重要的三种方法。② 罗洛·梅的存在主义心理治疗关注人的自身问题而不是心理问题，要让来访者意识到自己的存在，增强自我的意识，让来访者先找到自我的存在感，然后再进入来访者的生存世界中，帮助其认清生存状态。来访者在过去经验的基础上，把握朝向未来的发展，认识自己的生存处境并自己作决定。在这个不断生成和动态的过程中，来访者增强自我力量，能够直面命运与孤独，能够掌握自己的生活并能重新创造自己的生活。与来访者关系的建立是至关重要的，在建立良好的、信任的关系基础上鼓励来访者的参与是非常重要的。治疗过程中治疗师不是专家而是陪伴者，与来访者共同行动，在问题的决策上要让来访者自决，激发来访者的潜能，这样的做法会使来访者意识到自己的存在价值，而不是盲目地服从和跟从，并要勇敢地面对自我，寻找自我存在的意义。③ 这些存在主义治疗的原则和方法已经在实践治疗中取得积极的效果。1987 年，赛布鲁克研究建立了罗洛·梅中心。该中心由一个图书馆和一个研究项目组成，鼓励研究者以罗洛·梅的精神进行研究。1996 年，美国心理学会人本主义心理学会设立罗洛·梅奖，这些荣誉和奖章是对他一生贡献的认可。④

---

　　① 亚隆. 存在主义心理治疗［M］. 黄峥，张怡玲，译. 北京：商务印书馆，2015：315.

　　② 罗洛·梅. 存在之发现［M］. 郭本禹，方红，译. 北京：中国人民大学出版社，2008：28.

　　③ Ratner. J. Rollo May and the Search for Being：Implications of May's Thought for Contemporary Existential - Humanistic Psychotherapy. Journal of Humanistic Psychology，2019（2）：255.

　　④ 罗洛·梅. 心理学与人类困境［M］. 郭本禹，方红，译. 北京：中国人民大学出版社，2013：7.

第二节 罗洛·梅焦虑思想的价值

罗洛·梅焦虑思想具有重要的价值，主要体现在，它为理解和阐释焦虑问题提供了新的视角，为当代文化哲学提供了重要的理论资源，同时，为解决当代社会的焦虑问题提供实践参照。

一、为理解和阐释焦虑问题提供了新的视角

在西方学术界，焦虑问题最早属于哲学、伦理学和宗教讨论的范畴，自弗洛伊德的焦虑理论出现，焦虑问题才进入心理学家的视野中。现代社会焦虑问题凸显，各领域和学科都从各自的视角去理解和阐释焦虑，形成各种焦虑理论。罗洛·梅在此基础上，从人的生存视角去理解焦虑，对焦虑进行文化诠释，为理解和阐释焦虑提供新的视角。

（一）焦虑问题的传统研究视角

1. 焦虑的哲学研究

焦虑问题尤其受到哲学家的青睐，存在主义哲学家从人的生存视角进行焦虑分析。同时法兰克福学派弗洛姆等人也从社会批判的视角对焦虑问题进行阐述。存在主义哲学家克尔凯郭尔、萨特、海德格尔亲身经历了西方社会的文化危机，他们从人的生存结构出发，将焦虑视为现代人生存结构的内在要素。[①] 存在主义者把焦虑作为对技术理性主义批判的主题，并透过焦虑问题对西方文化进行诊断。存在主义哲学中"焦虑"与"畏"是同义，是存在主义哲学的核心主题，存在主义者们在自己的思想中都会讨论焦虑（或者畏）。存在主义哲学将焦虑视为人的存在状态。焦虑与自由、自由

---

① 衣俊卿. 文化哲学理论理性和实践理性交汇处的文化批判 [M]. 昆明：云南人民出版社，2005：170.

意识是紧密相关的，其实质是强调人的自由与责任，弘扬人的个性。

（1）克尔凯郭尔：生存论视角下的焦虑。克尔凯郭尔开启了存在主义研究焦虑问题的先河。克尔凯郭尔的焦虑理论具有宗教色彩，他将焦虑与基督教的罪联系起来。他从个体生存理论视角来加以分析焦虑，试图通过将人们的注意力转移到主体性和客体性的即时体验的现实上，来克服理性与情感之间的两分法。他将焦虑看作自由选择的结果，焦虑与自由如影随形。个体拥有的自由越大，他潜在的焦虑就会越大。

（2）海德格尔：焦虑是人的生存状态。海德格尔以现象学独特的方法对焦虑进行了阐释，将焦虑看作是现身情态。[①] 在海德格尔看来，人被抛到世上，在世中无法确认的对象，焦虑是感到孤立无援而产生的一种茫然不知所措的心态。在焦虑这种情绪中，此在所面临的所有可能性都是不确定的，但也正是因为这种不确定的可能性，可能性才能成为本真的可能性。焦虑带来了此在最本真的可能性。焦虑总是具有双重指引的作用：一方面，它带给了此在最原始的自由状态，将最本真的可能性注入到此在之中；另一方面，它又时刻逼迫此在沉沦于它所在的那个世界，消失在常人之中。焦虑规定着烦，焦虑正是在毫无目的、毫无对象的虚无之境中，将最本真的潜在可能性赋予了烦。[②]

（3）萨特：虚无与焦虑。萨特后来继承了克尔凯郭尔和海德格尔"存在主义"的基本立场，将情绪视为人在世存在的情态，并且通过揭示焦虑这种特殊情绪与虚无的深层关联，进一步将焦虑确立为人生存的基本情绪。[③] 在阐述人的焦虑时，他强调人的自由选择与道德责任联系起来。人作任何抉择时，都要对自己、对他人和世界负责，这是萨特分析焦虑的前提。自由是人的存在，是无法摆脱的，人的自由不能脱离处境而存在。萨特通过虚无概念以充分展示人的自由。萨特提出人们面对虚无时产生的

---

① 陈嘉映. 存在与时间读本 ［M］. 北京：生活·读书·新知三联书店，1999：126.

② 陈嘉映. 存在与时间读本 ［M］. 北京：生活·读书·新知三联书店，1999：129 – 131.

③ 卢毅. 存在的创伤与主体的发生——存在主义与精神分析交互视域下的焦虑问题 ［J］. 北京社会科学，2020（2）：104.

焦虑、眩晕等心态，人在这种心态中获得了对自由的领悟。萨特在阐述人的焦虑时，他强调人的自由选择与道德责任联系起来。一方面，人的一切特性不是与生俱来的，而是作为自由的人按照自己的意愿造成的。自由和人的意识活动一样，只要人活着，人就是自由的。另一方面，自由意味着担当。人在拥有自由的时候还要承担一定的责任，但凡遇到重大抉择时，人要承担重大的责任。这种责任不仅意味着对自己负责，更意味着对他人和世界负责。面临承担重大的责任时，人虽深处自由之中，不能逃避自由，要对各种可能性作出抉择，人感到烦恼，但是又无法回避。因此，萨特用责任作为中介来对自由和焦虑进行联结。

（4）蒂利希：本体论焦虑。在《存在的勇气》一书中，从存在与非存在上展开焦虑的阐述，蒂利希明确指出，"焦虑是一种状态，焦虑是对于非存在的焦虑"。蒂利希围绕非存在对自我的威胁，将焦虑分为三种类型：死亡的焦虑、无意义的焦虑、谴责的焦虑。当非存在面对实体上的自我肯定，面对的是死亡的焦虑；非存在威胁人的精神上的自我时，是无意义的焦虑；当非存在威胁人的道德上的自我时，是对谴责的焦虑。蒂利希焦虑思想中独特之处在于，将焦虑纳入存在的勇气中，他认为，"存在的焦虑具有本体论性质，焦虑是有限存在物对非存在的威胁，它不可能被消除，而是必须纳入存在的勇气"。①

（5）雅斯贝尔斯：生活秩序中的焦虑。雅斯贝尔斯早期从事精神病学和心理学的研究，并对自然科学和哲学进行了区别。他提出："自然科学追求的确定性和普遍性，而哲学不是固定的理论，它的内涵来自个人内在体验和自由的思维活动，哲学的目的是揭示存在。"② 据雅斯贝尔斯分析，现代人已经被机器统治，生活的秩序被机器所严格设定，机器对于人的生活世界是一种毁灭的威胁。③ 在这种意义上，雅斯贝尔提出生活的焦虑，

---

① 保罗·蒂利希. 存在的勇气 [M]. 成穷，王作虹，译. 北京：商务印书馆，2019：35-36.

② 卡尔·雅斯贝尔斯. 时代的精神状况 [M]. 王德峰，译. 上海：上海译文出版社，2013：9-10.

③ 卡尔·雅斯贝尔斯. 时代的精神状况 [M]. 王德峰，译. 上海：上海译文出版社，2013：14.

由此，表明雅斯贝尔斯担心人的生活完全依赖机器，会使生活中一切有价值的事物都会被毁灭。同时，雅斯贝尔斯认为："在这个被技术操控的时代，生命没有保障，焦虑者感到自己是在空虚中迷失了方向的一个点。他们不相信任何人，生活中充满着焦虑。同时焦虑也会干扰生活秩序，更严重的焦虑是个体自我丧失的威胁的实存所感觉到的，生活秩序无所不在的统治摧毁作为实存的人，正是生活秩序趋于绝对而引起了严重不可控制的生活畏惧。"①

（6）弗洛姆：逃避自由。弗洛姆从现代文化危机导致人的性格和心理机制的异化为主题展开了文化批判。弗洛姆对于焦虑的研究主要是从社会性格是否健全来进行批判，焦虑是自由引起的，人们努力摆脱自由的焦虑而选择服从权威，这时出现施虐狂和受虐狂，都是对自由的逃避，但是相同的机制就是自我认同危机。

（7）卡西尔：焦虑不是宗教产生的动机。在宗教领域，很多学者都曾将焦虑和恐惧作为引起焦虑的原因，卡西尔不同意这个看法。他在《语言与神话》中提出："我不否认恐惧和焦虑从发生学意义上可以被视为我们宗教意识中最重要的现象之一。但在宗教的演化和发展过程中，恐惧和焦虑也给其他许多完全不同的情绪和情感留有余地，在这里我们看到的是另外一些感情——信心和希望，爱和感激。我不赞同宗教是来源于恐惧和焦虑的观点。"② 实际上，卡西尔强调的是神话思维的转换问题，他没有对焦虑进行深入的分析，只是在谈及宗教与神话的问题时，对宗教产生的根源进行澄清。

2. 焦虑的心理学研究

焦虑的心理学研究，开始于弗洛伊德，从此之后，焦虑成为各心理学流派研究的重要主题。弗洛伊德将焦虑看作对力比多的压抑，弗洛伊德晚

---

① 卡尔·雅斯贝尔斯. 时代的精神状况［M］. 王德峰，译. 上海：上海译文出版社，2013：38-39.

② 恩斯特·卡西尔. 语言与神话［M］. 于晓，等，译. 北京：生活·读书·新知三联书店，2017：171.

期对焦虑又进行了重新阐释，也就是后期的焦虑理论：将焦虑看作自我防护的机制。经典焦虑理论偏向于焦虑的根源在于潜意识的本能冲动。以霍妮、沙利文为代表的新精神分析学派在对弗洛伊德焦虑理论批判的基础上，重视社会文化因素对焦虑的影响。

心理学将焦虑视为情绪异常现象，是由紧张、不安、忧虑、恐惧等交织而成的复杂情绪状态。焦虑症的情绪异常又可分为：泛焦虑症与恐慌症、恐惧症、强迫症。① 神经心理学、心理测量学、心理治疗学等学科主要是采用统计和实验的方法，通过设计心理测量的量表来进行焦虑问题的检测。其中，卡特尔对特质焦虑和状态焦虑做了系统研究。他的研究发表于《神经质和焦虑的测量和意义》这一经典性著作中。在1973年他又确定了16种人格因素的详细分析过程以及特质和状态焦虑的测量工作。有关焦虑的理论和资料更是纷繁复杂，在此只能选取其中的代表性理论进行阐释。

（1）马斯洛：焦虑是安全需要受到挫折的后果。人本主义心理学家马斯洛认为："焦虑是安全需要受到挫折的后果，安全需要得到满足，焦虑以及紧张就会消失。"② 自我实现的过程就是永无止境的自由选择情境，个体每时每刻都面临着在安全与成长，从属于独立、倒退与前进的焦虑之间进行选择。③ 同时，他也提出，成年人比较会隐藏自己的焦虑，并对焦虑加以抑制，甚至是对否认焦虑。马斯洛将焦虑与知识联系起来，知识有成长的作用，也有消除焦虑的作用。人们可能为了消除焦虑而寻求知识，或者是为了消除焦虑而逃避知识。④

（2）班杜拉：焦虑通过观察学习获得。行为主义焦虑症乃是个体在学

① 张春兴. 现代心理学 [M]. 上海：上海人民出版社，2009：459.
② 马斯洛. 哲人咖啡厅：马斯洛人本哲学 [M]. 成明，译. 北京：九州出版社，2013：77.
③ 马斯洛. 哲人咖啡厅：马斯洛人本哲学 [M]. 成明，译. 北京：九州出版社，2013：315.
④ 马斯洛. 马斯洛说完美人格 [M]. 高适，译. 武汉：华中科技大学出版社，2012：174 - 177.

习过程中所形成的不适应的习惯反应。个体可能在情绪上产生焦虑，焦虑形成一种驱动力，促使个体有所活动，减轻焦虑的痛苦。班杜拉的观察学习理论核心观点是，焦虑是人类生存中的一种机能，焦虑是可以学习的，通过观察别人的行为和结果即可获得学习，因此，个体的焦虑不需要经过自己的直接经验。例如，母亲对黑暗特别害怕，在黑暗的环境中会非常紧张，孩子观察到母亲的这种行为反应，通过观察学习，也会对黑暗感到紧张与害怕，从而学会了焦虑。焦虑与自我效能感有关，当人的自我效能感较低时，遇到环境刺激时焦虑会出现。避免焦虑的方法就是增强自我效能感。

（3）埃利斯：焦虑源自不合理的认知。认知心理学家埃利斯在其理论中分析焦虑症产生的原因是，个体高估了危险并且固执地用自己的方式来处理他们的恐惧。个体焦虑的程度不仅与情境中客观危险的水平有关，更重要的是个体对危险的评估。也就是说，在日常生活中，个体的认知出现非理性偏差时会导致焦虑出现。

（4）阿德勒：焦虑与人际关系。新精神分析学家阿德勒将焦虑的根源归结为社会交往的冲突，具体表现为亲子关系冲突。焦虑从儿童早期到晚年一直伴随着个体，使他的生活备受痛苦。焦虑最早和较为原始的形式，是儿童一旦独处就会瑟瑟发抖。[1] 阿德勒主张，每个人一生下来具有一种自卑感。人从一开始就为克服自卑而抗争。焦虑就是为了建立一种优越感来克服生活中的障碍，克服我们的自卑感。焦虑的个体需要他人始终关注着他们，焦虑可以帮助他们逃避生活的要求，甚至帮助他们奴役周围所有的人。阿德勒认为，焦虑潜入他们日常生活的所有关系中，成了他们获得支配权的最重要的工具。[2]

（5）霍妮：焦虑与文化。我们的文化使生活于其中的个体产生了大量的焦虑。焦虑产生的直接原因是人际关系失调，尤其是亲子关系的失调，

---

① 阿德勒. 理解人性 [M]. 陈太胜，陈文颖，译. 北京：国际文化出版公司，2000：182－183.

② 阿德勒. 理解人性 [M]. 陈太胜，陈文颖，译. 北京：国际文化出版公司，2000：126.

追其最终的社会根源则是社会文化环境。现代文化困境和畸形的生活方式是神经症流行的根源。文化蕴涵中难以解决的矛盾，造成了现代人的内心冲突。霍妮提出："无意识冲动经常引发焦虑，但是大部分还是因为与无意识冲动及文化标准发生了冲突。"①

3. 焦虑的社会学研究

（1）帕森斯：社会控制机制。社会学家帕森斯分析，由于越轨行为会带来社会分裂，所以，社会系统要对越轨行为进行控制。对越轨行为控制的方法主要有：支持、允许、约束等方法，其中采取的支持方法，目的就是使行动者在焦虑之中能获得一种安全感。从这个意义上，我们可以看到，越轨行为者是因为在社会系统中社会联结较弱，社会资源的缺失，使他们缺乏安全感而出现焦虑，严重的焦虑会导致人的越轨行为。所以，构建社会支持系统，为社会弱势群体提供支持。例如，医生对病人进行治疗的过程，也是具有社会整合的意义，一个好的医生不仅治疗病人身体上的疾病，还要在某种程度上对病人进行心理治疗，因此，在治病的过程中也是医生处理病人在社会系统中面临的紧张和焦虑的过程。

（2）吉登斯：焦虑是现代性后果。吉登斯对现代性进行制度性的分析，集中讨论安全与危险、信任与风险的问题，现代性断裂出现的本体性安全丧失，风险增加、信任危机引发的存在性焦虑问题。吉登斯在研究信任与本体性安全之间的关联问题时，吉登斯认为，"本体性安全与'存在（being）'有关，焦虑是本体性焦虑。现代社会危机并不是所有人都焦虑的，焦虑的产生与个人所持有的安全感有关，这个安全感的根源是个体童年时期的某些经历。'正常的'个人在早期生活中获得了基本信任的'剂量'，减弱或磨钝了他们的存在性敏感度"。② 也就是说，焦虑的原因与信任有关。吉登斯继续分析，信任、本体性安全以及对事物和人连续性的意识，在成年人的个性中一直是紧密关联的。如果基本信任没有得以建立，

① 霍妮. 焦虑的现代人 [M]. 叶颂寿，译. 上海：上海译文出版社，2013：44.
② 吉登斯. 现代性的后果 [M]. 田禾，译. 南京：译林出版社，2011：80-82.

或者内心的矛盾没有得到抑制，那么，后果便是存在性焦虑的持续。信任的对立状态就是存在性焦虑。①

（3）卡尔·曼海姆：社会结构崩解引发的焦虑。曼海姆关注的是社会的结构变化，从社会宏观层面对文化危机的社会原因进行研究。他曾经分析过失业者在失业期的焦虑，焦虑的原因不是因为面临生计的困境，而是人失去了组织而产生的不安全感。人们不但失去了就业的机会和工作，同时人们惯常的欲望和冲动未获得满足，人们的应变能力已经无法应付社会结构的变化，人们处于焦虑和惊恐的状态之中。当发现失业问题已经不是个人的问题，而是这个社会结构出现问题，是集体失业的问题时，人们会更加焦虑和恐慌，甚至失望。②

（4）福柯：历史考古分析视角下的焦虑。福柯对焦虑的观点是与他的性取向和他因此所受到的压力有关，也可能与他抑郁和自杀的经历有关。③焦虑是对同时发生的矛盾的令人眩晕的体验，是对生和死、爱和恨的相同欲望的考验，是心理矛盾在感官上的顶点。福柯从历史考古和言论分析角度提出，心理发展通过焦虑而转变成个人历史，焦虑通过结合了过去和现在而建立起他们的关系并赋予它们相同的含义。焦虑不能被一种历史性的分析所穷尽，但是人的历史和性质只能通过参考焦虑才能被理解。④

总体而言，焦虑问题已经是现代社会重要的现实问题，学者们从不同的视角进行阐述，焦虑理论呈现多元化的趋势。正如蒂利希分析，"存在主义哲学焦虑与心理学焦虑问题有着截然的区分，社会学将焦虑视为一种群体现象"。⑤ 可以说，每种焦虑的研究视角都是独特的，都是有益的经验。但是这些焦虑理论彼此缺乏联系，在研究视角、研究内容等方面有很大的差异性。

① 吉登斯. 现代性的后果［M］. 田禾，译. 南京：译林出版社，2011：85－87.
② 曼海姆. 重建时代的人与社会：现代社会结构研究［M］. 张旅平，译. 北京：北京联合出版公司，2013：21.
③ 米歇尔·福柯. 精神疾病与心理学［M］. 王杨，译. 上海：上海译文出版社，2016：6.
④ 米歇尔·福柯. 精神疾病与心理学［M］. 王杨，译. 上海：上海译文出版社，2016：73.
⑤ 保罗·蒂利希. 存在的勇气［M］. 成穷，王作虹，译. 北京：商务印书馆，2019：31.

第一，焦虑哲学研究的限度。在哲学与宗教领域中焦虑被哲学家们当作西方文化情境进行诊断的特殊指标。尤其是存在主义哲学家克尔凯郭尔、海德格尔等人，亲身经历了西方社会的文化危机与动荡，他们透过焦虑问题对西方文化危机进行批判。哲学和神学领域对焦虑的研究比较早，研究背景定位西方文化危机的动荡，宗教对焦虑的研究是放在神人论的角度。在哲学与宗教领域中焦虑已经成为中心问题，存在主义哲学从本体论层面关注焦虑，将焦虑与存在联系在一起。焦虑是非存在威胁的产物，当个体觉察到自己的存在与非存在的无限可能对抗时，焦虑便产生了。克尔凯郭尔将焦虑描述为，个人的生存处境中所承受的无意义感的威胁。宗教领域将焦虑与神话联系在一起，如存在主义哲学家蒂利希从神话寻找榜样的力量和存在的勇气来直面现代焦虑。宗教中把焦虑与原罪联系起来，焦虑与自由相伴。总体来说，焦虑的哲学研究主要以存在主义焦虑思想，存在主义者对焦虑的研究具有宗教色彩，虽然能看到存在主义对人的存在的终极关怀，但是存在主义的批判理论还是有些"悲观色彩"，[①] 同时，存在主义者研究的视域仅限在存在主义哲学领域，对焦虑阐述也有些晦涩难懂，缺乏具体性。

第二，焦虑心理学研究的限度。当前心理学的主要流派有精神分析学、行为主义心理学、认知心理学、行为心理学等。按照通常的理解，心理学主张焦虑是一种心理特质，同时在心理学中，焦虑是一种具有破坏作用的心理疾病，焦虑会引起功能性精神失常、抑郁甚至是人格分裂。心理学注重于使用心理测量、心理统计等方法去检测焦虑，利用技术手法对焦虑进行干预治疗，虽然这些方法对于解决焦虑问题也有一定的效果，但是却忽略了人的本性的独特性和丰富性，这使焦虑的治疗只能治标不治本。

第三，焦虑社会学研究的限度。一般来说，各种焦虑理论中研究的是个体的焦虑，而社会学倾向于群体性的焦虑，因此，在社会学研究中焦虑被称为社会焦虑。这是社会学焦虑研究与其他焦虑研究不同之处。关于社

---

① 衣俊卿. 文化哲学理论理性和实践理性交汇处的文化批判 [M]. 昆明：云南人民出版社，2005：180.

会焦虑产生的原因有：社会变迁、社会系统和功能失调、社会分层等。社会焦虑症状表现为，群体成员角色的混乱和冲突，社会学对焦虑的研究方法主要是实证方法，如实验法、观察法以及统计测量等方法进行调查研究。社会学倾向于对焦虑的破坏性加以控制。社会学对焦虑的研究重点——焦虑与自杀、抑郁以及社会越轨行为的相关性进行分析，甚至从社会宏观层面分析社会焦虑对社会运行和社会稳定的影响。此外，从社会学角度解决焦虑的策略是采用社会性控制方法或者构建社会支持系统。总之，由于社会学的学科性质的限制，社会学研究视角倾向于从社会宏观层面来理解焦虑，而个体焦虑不属于社会学研究范畴。

（二）罗洛·梅焦虑思想的文化哲学视角

通过前面的分析，我们看到现代焦虑理论存在的最大问题就是学科区隔化造成各学科研究视角具有局限性，其结果是，导致人们对于焦虑的片面性理解。相比较而言，罗洛·梅从文化哲学的视角阐释焦虑问题，其独特之处在于：

第一，人的生存视角。人的生存方式主要包括生产方式、消费方式、交往方式、思维方式。[①] 通过前面的分析，我们可以发现，罗洛·梅将焦虑看作人存在的状态和文化的产物，从生产、消费、交往和思维层面来阐述现代社会焦虑的特征，并且在思维层面挖掘现代社会焦虑的根源。[②] 现代社会的焦虑问题已经深入人的生存的各个领域。例如，在生产方式上，工业资本主义最高的价值就是财富的扩张，人们通过疯狂的工作来获取财富。在交往方式上，人们相互竞争、敌视甚至攻击，人与人之间沟通的语言丧失，无持久爱情根基的性活动导致亲密关系很难建立。一般说来，工作和性活动是人的两个非常基本的活动，现代人在工作和性活动领域出现异化，可以说，异化已经触及人的生存的核心价值，危及人类生存的基础。在美国，在消费方式上，人们贪图享乐，购买欲膨胀，与商业的繁荣

---

① 王国有. 文化哲学问题域限 [J]. 求是学刊, 2006 (4): 13.
② 罗洛·梅. 焦虑的意义 [M]. 朱侃如, 译. 桂林: 漓江出版社, 2016: 171.

并行的是赌博业的迅速发展，罗洛·梅认为，"在美国彩票和购入热潮欢喜的噪声之下，埋藏着心理上的普遍性抑郁"。① 在思维层面上，现代人价值观混乱、精神信仰缺失、悲剧感丧失，如此等等。在这种意义上，罗洛·梅揭示当代西方个人主义精神的匮乏和自恋人格带来的两难困境。罗洛·梅从人的生存视角阐述焦虑，并不是简单描述人的生存困境，而是要确立人生存的核心问题，即自由与责任。在他看来，我们文化中解决焦虑的主要方式就是逃避自由和责任，其最终结果是自由的丧失和创造性受阻碍。总体而言，罗洛·梅对焦虑的研究实质就是对人的生存方式研究，其焦虑思想的主旨就是关注人的生存体验和人的生存状态。可以说，罗洛·梅从生存视角去诠释焦虑问题，为焦虑研究提供了一种较为独特的研究视野。

第二，以性格结构和心理机制为主题的文化批判。罗洛·梅焦虑思想就是从文化层面来揭示现代人异化的心理机制，通过焦虑的诠释来展示现代人的深层异化。一是文化的区隔化，导致人格的分裂。罗洛·梅分析，理性转变为技术理性，理性与技术结合在一起，根据技术形式来理解人及其机能，是导致当代人区隔化的一个重要因素。这样的结果是导致人的机械化，人的行为和生存方式的异化。② 二是通过神话、语言、艺术、宗教、历史等文化符号对现代焦虑理论进行文化批判。明确人是符号的动物，人通过符号传递自己的思想、情感，同时也通过符号来认识和理解世界。罗洛·梅认为，焦虑可以通过各种符号来表达，同时这些符号也是我们认识人的焦虑的工具。③ 例如，通过语言的表达，将焦虑进行界定，并描述出来，同时人们也通过符号来诠释焦虑的意义，这是人的本性所在。人有超越性和创造性，仅靠科学技术很难把人的这些潜能发现，人通过符号的中介，将焦虑表达出来，因此，通过文化符号我们也能更加真实地感受到人

---

① 罗洛·梅. 爱与意志 [M]. 宏梅，梁华，译. 北京：中国人民大学出版社，2010：113.
② 罗洛·梅，安杰尔，艾伦伯格. 存在：精神病学和心理学的新方向 [M]. 郭本禹，等，译. 北京：中国人民大学出版社，2011：45.
③ 罗洛·梅. 心理学与人类困境 [M]. 郭本禹，方红，译. 北京：中国人民大学出版社，2013：92.

的生存困境和心理危机。罗洛·梅以文化符号作为中介，将人与周围世界、与他人、与自我进行联结，实现人的自我同一。① 从这种分析不难看出，罗洛·梅对焦虑研究倾向于对当代人的文化危机和异化的批判。尽管罗洛·梅焦虑思想参照了卡西尔的文化—符号哲学思想，但是卡西尔的研究倾向于文化现象研究的思维转换，并致力于文化哲学范式研究。显然，焦虑问题不是卡西尔研究的中心问题，同时，在卡西尔的思想中缺少对西方文化危机的反思和批判。相比较而言，罗洛·梅立足于人的生存本性，对现代人的生存困境进行揭示和批判；同时，从语言、神话、宗教、艺术等方面对现代文化危机进行了批判，并针对焦虑问题提出了解决策略和治疗技术。罗洛·梅通过文化符号对现代社会焦虑进行诠释，将文化符号应用于现代焦虑问题的理解和诠释中，并以焦虑为主题对西方理性文化模式进行批判，揭示现代人的生存困境。应当说，罗洛·梅继承了卡西尔的文化哲学思想，并且将卡西尔的文化哲学研究范式进行具体的实践，彰显了卡西尔文化哲学思想的现实价值。

第三，从历史的视角梳理现代焦虑理论。罗洛·梅分别从哲学、心理学、心理治疗、生物学、文化的视角去诠释焦虑问题，并找到了贯穿于各种焦虑理论的共同因素——文化。他以 17 世纪为起点，对各种焦虑理论进行讨论，分析现代社会焦虑的表现以及产生的根源。尤其是焦虑的文化诠释，为我们展示了 20 世纪中叶的焦虑现象。② 与此同时，罗洛·梅发现焦虑已经成为西方文化中各领域的核心问题，但是关于焦虑的理论和研究尚未统整。由于学科的局限，焦虑研究的视角也受限。从文化的总体性角度理解焦虑，突破了其他学科的专业局限性，使焦虑的问题研究涵盖了各个领域、各个学科，研究范式上也发生了转变。因此，罗洛·梅以焦虑问题为契机，试图从文化层面将各个焦虑理论进行整合，尤其是精神分析和存在主义哲学的融合。

---

① 罗洛·梅. 心理学与人类困境 [M]. 郭本禹，方红，译. 北京：中国人民大学出版社，2013：93.

② 罗洛·梅. 焦虑的意义 [M]. 朱侃如，译. 桂林：漓江出版社，2016：2-4.

通过上述分析，我们可以看出，罗洛·梅焦虑思想具有独特性，既有具体的理论分析，又有临床治疗的实践，对焦虑的研究更具现实性。同时罗洛·梅对于焦虑的研究，融合了存在主义生存论思想、精神分析焦虑理论、卡西尔的文化哲学理论，在此基础上，罗洛·梅从不同的视角诠释焦虑，揭示现代文化危机下人的心理困境。因此，罗洛·梅焦虑思想更全面地、深入地探索了现代西方文化模式的发展思路。

二、为当代文化哲学研究提供了重要理论资源

近年来，文化哲学对一系列现实问题进行反思，取得了重要的成绩。但是，现有的文化哲学基础理论研究还没有与现实研究紧密结合起来，尚未达到理想水平。因而，文化哲学推动现实文化建设的作用还远未发挥出来。① 文化哲学的研究应重视现实问题的介入，尤其是卡西尔文化哲学的理论资源对于解决我们今天现实性的文化问题具有重要意义。②

当今时代是焦虑的时代，焦虑是现代人生存状态的显现，也是现代社会生存危机的预警信号。因此，焦虑是人的生存问题，是文化的问题。焦虑已经成为各个学科、各领域中普遍关注的问题。但是人们对焦虑的理解差异十分明显。而我们对于焦虑的理解也被局限在某领域中，对焦虑的理解呈现片面化。焦虑表面是人的心理情感特征，但是焦虑更是人的生存方式的预警信号，当人的生存方式发生改变，关涉到人生存的价值受到威胁时，焦虑就会出现。从人的生存方式中研究焦虑，去感受 20 世纪文化危机带来的人类生存困境。用文化哲学的研究理论、研究方法介入现实问题中，从人的生存视角去诠释现代人的焦虑，从文化的层面去挖掘焦虑的根源，焦虑已经不仅是心理问题、社会问题，而是更深层的文化问题、是人的生存问题，因此，文化哲学对于焦虑的研究，既可以丰富焦虑的理论，拓展焦虑研究的理论视野，又体现文化哲学的文化视觉，可以拓展文化哲

---

① 丁立群. 深化文化哲学研究的思想路径 [J]. 中国社会科学评价，2015（2）：56.
② 霍桂桓. 论文化哲学研究重新探讨卡西尔符号论的意义 [J]. 学海，2010（4）：33.

学的理论资源，促进文化哲学对现实问题的观照。

罗洛·梅作为一名具有存在主义哲学底蕴的心理学家，他的思想以存在主义哲学的生存论思想、精神分析学和社会文化心理学、卡西尔的文化哲学作为基础，可见，思想基础是深厚的。西方学术界对焦虑的研究遵循两条脉络，一是哲学、人文研究的脉络；二是科学、心理学研究的脉络。在哲学领域中，主要以存在主义的焦虑理论和新精神分析学派的焦虑理论最为突出，其中存在主义透过焦虑来批判现代西方文化危机，而新精神分析学派通过对弗洛伊德精神分析理论的批判来提出社会文化因素对人的心理造成的影响。罗洛·梅发现，存在主义和精神分析的交叉点是都研究焦虑、人格分裂和绝望问题，同时也都关注人的自我意识，罗洛·梅探寻存在主义与精神分析共同的"历史文化情境"，① 将这两条理论进行融合。实质上，罗洛·梅是基于文化哲学的逻辑路径来研究焦虑问题的。他通过语言、神话、艺术、宗教、历史等文化符号来批判西方理性主义文化导致人的异化，从文化总体性角度理解焦虑问题。可以说，这是文化哲学范式介入现实问题的实际应用，同时从文化哲学视域下去诠释心理学家的思想，彰显了文化哲学普遍的学术价值和现实意义。

目前，文化哲学的批判主题主要有意识形态批判、技术理性批判、大众文化批判、性格结构和心理机制批判。弗洛伊德从精神病学的视角，通过梦的解析来深入人的心理层面，提出现代文明对人的性本能的压抑导致人的心理异化。马尔库塞在弗洛伊德压抑性文明理论基础上提出了文明的压抑导致爱欲降为性欲，人变成"单面人"。② 弗洛姆对现代人的心理异化分析较多，他提出社会性格和健全社会等概念，他从人生存的内在冲突，以及人与自然的矛盾入手来阐释现代人摆脱宗教的自由后，又陷入自由带来的负担的生存矛盾。人们想逃避自由，与自由相伴的是孤独、焦

---

① 罗洛·梅，安杰尔，艾伦伯格. 存在：精神病学和心理学的新方向 [M]. 郭本禹，等，译. 北京：中国人民大学出版社，2011：23.

② 衣俊卿. 文化哲学：理论理性和时间理性交汇处的文化批判 [M]. 昆明：云南人民出版社，2005：212.

虑、不安，以及沉重的责任，人们无法忍受要放弃自由，逃避责任，这样导致人消解自己的主体性去服从某组织，同时也为专制权威提供了生存基础。①

罗洛·梅以焦虑为主题，分析了现代社会焦虑的表征：空虚、孤独、爱与意志的丧失。罗洛·梅焦虑思想也非常具有文化哲学的意蕴。罗洛·梅通过语言、神话、艺术、历史等文化现象揭示现代西方技术理性文化危机下人的心理困境。罗洛·梅焦虑思想既包含现实具体问题，又具有文化批判意识，还将精神分析和存在主义哲学进行融合。因此，可以考虑将罗洛·梅焦虑思想纳入文化哲学的谱系中，同时在文化批判的主题上，也可考虑将焦虑作为心理机制和人格结构批判主题。这些理论资源会促进文化哲学对现实问题的研究。

文化哲学对存在主义哲学的研究集中在萨特、海德格尔等人的存在思想，对于罗洛·梅这样具有存在主义哲学取向的心理学家还没有关注，通过文化哲学的视角去审视罗洛·梅的思想，可以发现其中蕴含着卡西尔文化哲学的思想，这为现代焦虑理论研究开辟了新的路径和提供了新的理论资源。

三、为解决现代文化的焦虑问题提供实践参照

罗洛·梅针对现代人的文化困境，从文化层面切入现代人的生存境遇。罗洛·梅不是书斋式学者，他非常关注社会现实。20 世纪 60 年代以来，美国青年打着自由的旗号，崇尚竞争，追求自由和创造性的生活，他们反对僵化的教育，与父母关系紧张，憧憬童话爱情，很多青年人在这个过程中迷失了自我，他们拒绝传统的东西，向往不受约束的自由，罗洛·梅针对这些问题进行批判，他对这种不受约束的自由认定为缺乏社会责任，缺乏面对生活的勇气。自由与焦虑是不可分离的，是彼此相伴的，当

① 衣俊卿. 文化哲学：理论理性和时间理性交汇处的文化批判 [M]. 昆明：云南人民出版社，2005：213 – 214.

自由出现时，焦虑就会隐藏地存在着。伴随着过度自由的焦虑也可能是有破坏性的，它使我们瘫痪，使我们孤独，使我们陷入恐慌；当它受到压抑时，可能会导致身心疾病。罗洛·梅认为，在美国青年一代的身上，有一种主要的焦虑来源是，"青年人无法在他们能够以其为基础并与他们的世界联系在一起的文化中获得可行的价值观"。① 为此，罗洛·梅分析了教育反抗、吸毒、性爱分离等问题。

（一）教育反抗

罗洛·梅分析了美国加利福尼亚大学伯克利分校中学生们出现的"消极抵抗"的示威游行事件。现代教育的产业化、技术化和程序化模式，大学已经成为按照一定的工序和统一的规格生产的"教育工厂"，而学生是教育流水线下的"产品"。② 大学按照统一的规格来培养学生，忽视了学生的个性发展。在这种教育机制下，学生无法体验到自我的价值和责任感，他们对自己产生怀疑，认为自己的存在没有任何意义。罗洛·梅指出："由于当代西方文明的文化与历史的巨变，这些巨变使个体的自我意象发生动摇，导致个人角色混乱和角色冲突，所有可行的角色都缺失，自我认同问题变为意义感丧失的危机。当个体的意义感丧失后，将会导致他的责任感的削弱。"③

（二）性爱趋于非个人化

在我们这个时代，性通常被用于获得安全感这个目的。性伴侣的兴奋不仅是紧张情绪的释放口，而且也证明了个人自己的意义，性爱是伴侣之间和谐关系的自然表达，人们通过这种关系得到暂时的安全感和意义感。

① 罗洛·梅. 心理学与人类困境 [M]. 郭本禹，方红，译. 北京：中国人民大学出版社，2010：53.

② 罗洛·梅. 心理学与人类困境 [M]. 郭本禹，方红，译. 北京：中国人民大学出版社，2010：35 – 37.

③ 罗洛·梅. 心理学与人类困境 [M]. 郭本禹，方红，译. 北京：中国人民大学出版社，2010：40.

早婚现象就是很好的例证，当年轻人没有其他机会可以发展他感兴趣的能力的时候，自己的意义无法证明时，他会寻找确定的性伴侣来满足自己的安全感和意义感，以此来克服焦虑。但是，这种倾向有可能会成为无意义的男女乱交，身体亲密成为人际关系的替代物。这种用性来获得安全感的做法，使性变得越来越个人化。这种个人化的结果是，在人际世界中自我感的丧失，这也会导致破坏性焦虑的出现。①

（三）吸毒问题

在现代社会中，工作上的竞争、失业的恐慌、信仰的缺失、家庭问题、生态环境的破坏、能源危机、政治的动荡等，都在表明人类正面临的生存困境，人们普遍感到压抑、空虚、孤独和焦虑。吸毒问题已经成为世界普遍的问题，人们对毒品的依赖越来越严重，罗洛·梅分析吸毒背后的原因是现代人价值观的崩解，导致人的无意义感和自我认同危机。

（四）中产阶级问题

罗洛·梅焦虑思想专门针对"神经症焦虑是中产阶级的现象"② 这一问题进行探讨。罗洛·梅分析道："西方文化中与当代焦虑密切相关的就是个人竞争野心，这也是中产阶级的主要特征之一。中产阶级的焦虑负担最为沉重，一方面是行为标准难以遵循，一方面是觉察到支撑这些标准的价值已经不存在了，中产阶级便困在其中。中产阶级焦虑肯定对社会学家和心理学都是非常诱人的探讨主题。"③ 很多学者都将中产阶级作为研究对象，来剖析西方社会结构和历史文化的变革。其中弗洛姆对工业资本主义社会进行文化批判时也描述了中产阶级的生存状态，弗洛姆认为，"下

---

① 罗洛·梅. 心理学与人类困境 [M]. 郭本禹，方红，译. 北京：中国人民大学出版社，2010：53 - 54.
② 罗洛·梅. 焦虑的意义 [M]. 朱侃如，译. 桂林：漓江出版社，2016：311.
③ 罗洛·梅. 焦虑的意义 [M]. 朱侃如，译. 桂林：漓江出版社，2016：312.

层中产阶级的典型特征便是权威主义机制"。① 他在《逃避自由》一书中明确提出："迄今为止，我们讲的主要是充斥于中产阶级成员的焦虑与无能。中产阶级作为一个整体，尤其是那些尚未受到崛起的资本主义的人，当生存受到威胁时他们会产生愤怒，当他们受到资本家、教会的上层人员的刺激时，会产生强烈的嫉妒心理。虽然中产阶级仇视和嫉妒心理增大了，但是他们无法像下层阶级那样直接表达，中产阶级基本上是保守的，于是只能压抑，这种压抑便会出现压抑性的焦虑。"② 可见，罗洛·梅对中产阶级焦虑的思考是受弗洛姆的影响，罗洛·梅通过临床的心理治疗案例发现，资本主义的竞争意识在中产阶级女性身上也有体现，这也是她们产生焦虑的主要原因。

不可否认，罗洛·梅深刻剖析了西方文化危机下现代人生存困境，其中关于一些现实问题的分析，是值得我们借鉴和思考的。在中国社会转型期，传统的文化模式也发生了深刻的转变。新旧文化和中外文化的冲突导致传统文化模式在人的生活中失范，因此，中国社会转型期基本文化特征就是文化冲突。文化作为人的生存方式，文化的冲突必然改变人的生存方式，导致文化价值的混乱，中国社会充斥着各种文化心态，具体表现为现代人的焦虑、孤独、空虚、无家可归，人们充满了不确定性。③ 在这样的社会历史背景中，吸毒、离婚、自杀、教育焦虑等社会问题凸显。罗洛·梅强调，焦虑是我们在这个时代人类生存困境的重要特征，个人的焦虑情境会受制于他的文化标准与价值。解决焦虑的策略有：要正视焦虑，有直面焦虑的勇气；在焦虑体验中重新寻找自我，发展自我；构建新的生活方式；在艺术化的生活中发挥人的创造性。尽管罗洛·梅焦虑思想是在西方文化背景中形成的，阐释的是西方社会的焦虑问题，但是，我们仍需要参照世界现代化进程成功与失败经验，结合我国转型期文化重建的思路来解

---

① 艾里希·弗洛姆. 逃避自由 [M]. 刘林海，译. 上海：上海译文出版社，2015：136.
② 艾里希·弗洛姆. 逃避自由 [M]. 刘林海，译. 上海：上海译文出版社，2015：63.
③ 衣俊卿. 文化哲学：理论理性和时间理性交汇处的文化批判 [M]. 昆明：云南人民出版社，2005：295.

决我国的文化问题。首先，要有面对焦虑的勇气。在社会转型期，我们要敢于承受社会变革所带来的心理痛苦，接纳焦虑，关注人自身的问题，发挥自己的潜能，勇敢地去寻找焦虑的建设性用途。其次，重塑技术理性精神和人本精神，通过学校教育培养学生的理性精神、分析精神、主体意识和创造精神。① 最后，建立现代化、城市化的生活方式。以城市化为契机进行日常生活重建，改变生活方式，建构自觉的、创造性的生存方式和文明价值。②

第三节　罗洛·梅焦虑思想的限度

罗洛·梅作为一名存在主义心理学家，在其焦虑思想中融合了焦虑研究多重视角。应当说，罗洛·梅关于焦虑的研究在当今时代的确具有一定的合理性，但是其思想的限度在于，对文化的概念界定不清晰，同时，宗教色彩有些浓厚，这也是罗洛·梅焦虑思想中需要改进的内容。

一、文化概念的界定受限

罗洛·梅是从文化的角度来解释焦虑的，文化因素在罗洛·梅焦虑思想中占有重要地位，正如罗洛·梅所说，"个人竞逐成功是西方文化的主导目标，也是最普遍的焦虑情境"。③ 罗洛·梅重视文化与焦虑的关系，并对焦虑进行文化诠释。他看到了神话、语言、艺术等文化符号的功能，并通过这些文化符号形式对现代社会焦虑进行文化批判。但是，罗洛·梅对文化的概念界定不明确，他是在一个相对狭义的范畴来使用"文化"这

---

① 衣俊卿. 文化哲学：理论理性和时间理性交汇处的文化批判 [M]. 昆明：云南人民出版社，2005：322.

② 衣俊卿. 文化哲学：理论理性和时间理性交汇处的文化批判 [M]. 昆明：云南人民出版社，2005：327－328.

③ 罗洛·梅. 焦虑的意义 [M]. 朱侃如，译. 桂林：漓江出版社，2016：158.

一概念。他认为文化主要是指特定的历史时期所形成的价值观与行为标准。对"文化"概念的理解与他对焦虑本质的理解一脉相承，都强调价值观在焦虑思想中的重要地位。[①] 显然，罗洛·梅是从精神层面上来界定文化，并特别强调了文化的价值内涵。他对于文化理解主要集中在价值观、思想等精神性的存在。这样的理解包含着某种合理性，人作为一种对象化的存在，其基本的生存方式必然包含着内在的文化精神。随着近代社会理性化的进程，文化呈现出了某种价值观念。[②] 然而，这种狭义的文化概念在一定条件下会带来理解上的局限性。

一方面，使文化脱离政治和经济基础。众所周知，文化是依附于政治、经济的现象，是被经济基础和上层建筑所决定的精神层面或意识层面。如果将文化限定为价值观念体系，这样就会造成对社会政治、经济基础的忽略，会产生是经济和政治决定文化还是文化决定经济和政治的"决定论问题"。[③] 罗洛·梅运用语言、神话、艺术等文化符号阐释焦虑的问题，遗憾的是，他没有考虑到从整个文化符号系统中去理解焦虑。实际上，文化具有整合的功能，如果文化只是价值体系或者是人的行为规范，那么文化将不能全部涵盖语言、神话、艺术、宗教、历史、科学等文化符号。这不利于我们在深层次上理解文化的整合功能。

另一方面，人的存在方式受到限制。罗洛·梅认为，焦虑是人存在的状态。人生活在文化中，人的世界就是文化的世界。如果在价值体系中理解文化，那么人类存在的方式只能在意识层面或精神层面。与此同时，罗洛·梅既主张个体的焦虑要在他所在的历史文化中去理解，又提出进入人的世界中去理解焦虑。[④] 显然，这种说法是矛盾的。文化是人类行

---

① 杨均. 焦虑：西方哲学与心理学视域中的焦虑话语 [M]. 北京：北京大学出版社，2013：186.

② 衣俊卿. 文化哲学：理论理性和时间理性交汇处的文化批判 [M]. 昆明：云南人民出版社，2005：10.

③ 衣俊卿. 文化哲学：理论理性和时间理性交汇处的文化批判 [M]. 昆明：云南人民出版社，2005：10 – 11.

④ 罗洛·梅. 焦虑的意义 [M]. 朱侃如，译. 桂林：漓江出版社，2016：21.

为和生存方式的历史积淀的结果，文化在人的生存之中和社会运行之中。文化是人内在本质规定性的解释，是对人自身的认识和把握。① 因此，我们应该从人的生存视角去理解文化的内涵，才能突破罗洛·梅焦虑思想的困境。

通过上述分析，我们可以更深刻地理解文化哲学视域下焦虑问题研究的重要性。罗洛·梅对文化的理解已经接近文化哲学视野内的文化范畴，但是还仅仅差一步。在文化的世界中可以实现各个理论在功能上的统一，只有从文化的整体角度去理解焦虑，才能从各个角度去分析焦虑，才能体现人的丰富性和独特性。从文化哲学的视域中对文化从本体上加以界定，即文化是历史凝结成的生存方式。文化不是与经济、政治、科技、自然活动领域或其他具体对象相并列的一个具体现象，而是内化于人的一切活动中。②

二、夸大宗教对于焦虑的作用

罗洛·梅的焦虑思想从一开始就带有浓厚的宗教色彩，这可能与他的早期经历有关。罗洛·梅于 1909 年生于美国俄亥俄州，他的父亲是基督教青年会的秘书。罗洛·梅最初想做一名牧师，因此，他曾在纽约联合神学院学习神学，并于 1938 年获得神学学士学位。在联合神学院期间，罗洛·梅还结识了他的导师，也就是存在主义神学家蒂利希，罗洛·梅第一次系统地跟随蒂利希学习存在主义哲学。在此期间，罗洛·梅深受宗教神学教育的熏陶，在纽约联合神学院毕业后，罗洛·梅被任命为公理会牧师，在美国新泽西州的蒙特克莱尔做了两年牧师。另外，存在主义哲学家克尔凯郭尔的焦虑思想也是从宗教的角度去分析焦虑。一般来说，西方学

---

① 衣俊卿. 文化哲学：理论理性和时间理性交汇处的文化批判 [M]. 昆明：云南人民出版社，2005：9.

② 衣俊卿. 文化哲学：理论理性和时间理性交汇处的文化批判 [M]. 昆明：云南人民出版社，2005：15.

术界对焦虑的主要研究在宗教领域。尤其是存在哲学家和神学家将焦虑看作是宗教紧张引起的。在涉及焦虑的解决途径时，更是希望从宗教中去寻找解决焦虑的方法。罗洛·梅倾向于宗教的建设性意义，即"宗教可以强化个人的尊严感和价值感，帮助他树立生活价值的信心，并帮助他使用和发展自己的道德意识、自由和个人责任心"。① 罗洛·梅把宗教看作解决焦虑的重要手段，其原因是他对人生意义与信念的肯定，在这种意义上，神话便成为一种导引性的精神动力。罗洛·梅将神话作为构成人类有意义生活的基础。在他看来，神话能够给人们提供追求幸福生活的信仰，在神话世界可以构建新的生活方式。可见，在罗洛·梅焦虑思想中，价值观、自由、责任是解决焦虑的重要因素。诚然，宗教可以在一定程度上强化社会责任和道德力量，是人对自由和完善内在渴望的外化。然而，宗教也是人逃避现实的一种方式。显然，罗洛·梅焦虑思想夸大了宗教对人生活的指导力量。

在 20 世纪，西方社会发生了根本性变革，社会统治和控制的各种形式不再以相对独立的领域和社会力量存在，而是整合成一种消解人之主体和人之自由的异化的文化力量。② 实际上，科学发展、技术的进步、经济的不稳定、各种战争冲突等问题，暴露出来的是这样一个事实，现代人面临一种文化生存上的窘境。③ 从生产、消费、交往、思维方式上都被异化的文化力量所操控，由技术理性主义幻灭带来的文化危机是人类面临的最深刻的危机，正是这种矛盾的文化景观引发现代社会焦虑。尽管罗洛·梅发现社会文化模式对于实现自我具有重大的意义，但他还是把焦虑的解决使命寄托于宗教。焦虑和冷漠也不仅是一个价值观重塑和个人自我意识的心理调适问题。显而易见，在社会危机没有得到解决，社会改造还没有完

① 罗洛·梅. 人的自我寻求 [M]. 郭本禹，方红，译. 北京：中国人民大学出版社，2013：156－158.

② 衣俊卿. 文化哲学：理论理性和时间理性交汇处的文化批判 [M]. 昆明：云南人民出版社，2005：167.

③ 衣俊卿. 文化哲学：理论理性和时间理性交汇处的文化批判 [M]. 昆明：云南人民出版社，2005：165－168.

成之前，向每个人提出对自身的自我意识加以改造是不可能的。这种在神话中重建生活方式的构想是一种纯粹的心理解脱策略，而这种无奈的解脱必然会在社会现实面前碰壁。^① 显然，罗洛·梅没有意识到这一点，只从思维方式的改变是无法完全解决焦虑问题的。因此，罗洛·梅对于焦虑的解决的策略有待进一步完善。

罗洛·梅并不是一个盲目的宗教信奉者，如果剥去其神秘的外衣，不难获得某种启示。罗洛·梅指出，个体要想达到人格健康，就必须相信他的生活是有目标的。要是没有目标，就不可能有意义，要是没有意义，人最终就无法生活。健康的宗教就是相信人的存在是有目标和意义的。神经症患者丧失了生活的目标和意义，也就是丧失了健康的宗教。^② 不过通过构建新的生活方式来缓解焦虑问题，说明罗洛·梅认同焦虑与生活方式密切相关，因此，罗洛·梅将焦虑看作是人的生存焦虑。此外，略显不足的是，罗洛·梅没有详细阐述存在主义哲学家海德格尔和萨特的焦虑理论。

综上所述，在现代社会焦虑问题的研究中，罗洛·梅从生存视角和文化批判视角来诠释现代社会的焦虑，拓宽了焦虑的研究视野。他将存在主义哲学引入心理学领域，这样既深化了存在主义哲学思想，也推动了现代心理学的发展。罗洛·梅不反对用科学技术来研究和治疗焦虑。在他看来，每一种研究都是有局限的，很难通过单一方式从整体上理解焦虑，因此，罗洛·梅主张将科学主义研究方法与人文科学研究方法融合，会加深人们对于焦虑的认识和理解。罗洛·梅继承了克尔凯郭尔的焦虑思想，但是超越了克尔凯郭尔的焦虑理论，通过语言、神话、艺术、历史等文化现象诠释焦虑；罗洛·梅同卡西尔一样，将人视为符号的使用者，但是罗洛·梅更多关注现代的理性文化下人的生存境遇，他把语言、神话、宗教、艺术、历史等文化符号作为现代社会的重要结构和基础来加以文化批

---

① 叶浩生，郭本禹，彭运石，杨韶刚，等．西方心理学的历史与体系［M］．北京：人民教育出版社，2005：608－609.

② 车文博．人本主义心理学［M］．杭州：浙江教育出版社，2003：279.

判；他与弗洛姆一样注重人的性格结构和心理机制异化层面上分析现代人的生存困境。但是，罗洛·梅看到焦虑既是生理配备也是文化产物。应当指出，罗洛·梅在焦虑的临床治疗实践中贡献是巨大的，在这一点上，罗洛·梅焦虑思想要比克尔凯郭尔、弗洛姆、卡西尔等人的思想更具有实践意义。另外，罗洛·梅焦虑思想对于理解我国现代社会转型期的文化问题具有启迪性。应当说，罗洛·梅的焦虑思想对现代焦虑研究和发展具有深远影响。

结　语

　　罗洛·梅是现代焦虑问题研究的集大成者，他的焦虑思想理论基础深厚，其中主要的思想来源有：存在主义哲学、精神分析学和卡西尔文化哲学的思想。罗洛·梅以焦虑为主线，以存在主义哲学理论为基底，以卡西尔的文化哲学思想为理论依据，试图从文化整体性角度将存在主义哲学与精神分析学进行融合。罗洛·梅的焦虑思想涵盖了哲学、心理学、心理治疗、生物学、文化等领域的现代焦虑理论。罗洛·梅并不是简单地介绍各种焦虑理论，其实质是阐明文化分化造成各学科、各领域之间的分裂，由此导致人们认识和理解焦虑受到限制，出现片面化和碎片化。在文化哲学视域中，焦虑问题实质上不是具体的心理问题，而是深层的生存问题和文化问题。因此，现代焦虑问题需要在深层的文化模式中去分析和研究，才能获得深刻理解。

　　焦虑是生存性的，是不能被消除的，从这种意义上看，我们研究焦虑问题实际上是在研究人的问题。无论是对焦虑基本问题的理解，还是从文化层面对现代社会焦虑进行文化批判，焦虑都将是文化哲学的重要研究内容。罗洛·梅将卡西尔文化哲学的理解范式运用到焦虑的研究中，罗洛·梅使用语言、神话、艺术和历史等文化符号来批判西方技术理性文化危机。毋庸置疑，卡西尔文化哲学的理论资源是宝贵的，但是目前学界对于卡西尔理论的研究都集中在理论层面，对于解决现实问题的指导意义很小，因此，在对罗洛·梅焦虑思想进行解读时发现，文化哲学研究方法被罗洛·梅引入了焦虑心理治疗的实践中。从这个角度上来看，对罗洛·梅的研究和对文化哲学的研究都是一种新的尝试。

　　文化哲学与心理学的一次融合。严格来说，罗洛·梅是一名人本主义心理学家，但是他创建了存在主义心理学，他是具有存在取向的心理学家。在文化哲学的视域中去解读心理学家的思想，是一种文化哲学与心理学的融合。他从文化哲学视角将各种领域的焦虑研究进行梳理和诠释，目的是为焦虑寻找一个统一的理论基底，他看到了各学科对焦虑的研究的跛足之势，他研究的宗旨是想将这些学科领域的研究理论进行统一和整合。他梳理了各种领域中的焦虑理论，也发现了文化因素在现代焦虑中的影响，他参考卡西尔的文化哲学思想，将人看作符号动物，作为整体的人类文化，人有自我意识，能通过各种文化符号来理解焦虑问题，这个过程也是人不断自我解放的过程。罗洛·梅为焦虑的研究提供了新的视野。焦虑研究的视野是多元的，但同时也有局限，文化哲学是在文化的总体性框架下理解焦虑问题，拓宽了焦虑的研究视野。此外，从文化哲学的视角重新解读罗洛·梅焦虑思想，也是文化哲学研究的一次创新。

　　总而言之，罗洛·梅用文化哲学的视角对现代焦虑进行阐释，如果我们从文化哲学的视角去研究罗洛·梅的焦虑思想，会发现这位睿智的老人对现代焦虑的见解是非常深刻且独到的。

参考文献

一、中文文献

（一）著作

[1] 罗洛·梅. 焦虑的意义 ［M］. 朱侃如，译. 桂林：漓江出版社，2016.

[2] 罗洛·梅，安杰尔，艾伦伯格. 存在：精神病学和心理学的新方向 ［M］. 郭本禹，等，译. 北京：中国人民大学出版社，2011.

[3] 罗洛·梅. 权力与无知：寻求暴力的根源 ［M］. 郭本禹，方红，译. 北京：中国人民大学出版社，2013.

[4] 罗洛·梅. 心理学与人类困境 ［M］. 郭本禹，方红，译. 北京：中国人民大学出版社，2010.

[5] 罗洛·梅. 存在之发现 ［M］. 郭本禹，方红，译. 北京：中国人民大学出版社，2008.

[6] 罗洛·梅. 自由与命运 ［M］. 杨韶刚，译. 北京：中国人民大学出版社，2010.

[7] 罗洛·梅. 祈望神话 ［M］. 王辉，罗秋实，何博闻，译. 北京：中国人民大学出版社，2012.

[8] 罗洛·梅. 人的自我寻求 ［M］. 郭本禹，方红，译. 北京：中国人民大学出版社，2013.

[9] 罗洛·梅. 爱与意志 ［M］. 宏梅，梁华，译. 北京：中国人民大学出版社，2010.

［10］罗洛·梅.创造的勇气［M］.杨韶刚，译.北京：中国人民大学出版社，2008.

［11］尼采.重估一切价值（上、下卷）［M］.林笳，译.上海：华东师范大学出版社，2013.

［12］尼采.尼采文集［M］.楚国南，译.北京：改革出版社，1995.

［13］尼采.生存［M］.王宇，译.长春：吉林出版集团股份有限公司，2017.

［14］克尔凯郭尔.颤栗与不安：克尔凯郭尔个体偶在集［M］.阎嘉，等，译.西安：陕西师范大学出版社，2002.

［15］克尔凯郭尔.致死的疾病［M］.张祥龙，王建军，译.北京：北京三联出版社，1996.

［16］克尔凯郭尔.概念恐惧·致死的疾病［M］.京不特，译.上海：上海三联书店，2004.

［17］笛卡尔.笛卡尔思辨哲学［M］.尚新建，等，译.北京：九州出版社，2004.

［18］弗洛伊德.精神分析引论［M］.高觉敷，译.北京：商务印书馆，1996.

［19］弗洛伊德.弗洛伊德文集（第6卷）［M］.车文博，译.长春：长春出版社，2004.

［20］西格蒙德·弗洛伊德.精神分析导论讲演［M］.周泉，等，译.北京：国际文化出版公司，2000.

［21］陈嘉映.存在与时间读本［M］.北京：生活·读书·新知三联书店，1999.

［22］保罗·蒂利希.蒂利希选集（上、下卷）［M］.何光沪，选编.上海：上海三联书店，1999.

［23］保罗·蒂利希.存在的勇气［M］.成穷，王作虹，译.北京：商务印书馆，2019.

［24］弗洛姆．健全的社会［M］．孙恺祥，译．上海：上海译文出版社，2018．

［25］艾里希·弗洛姆．逃避自由［M］．刘林海，译．上海：上海译文出版社，2015．

［26］恩斯特·卡西尔．语言与神话［M］．于晓，等，译．北京：生活·读书·新知三联出版书店，2017．

［27］卡西尔．人论：人类文化哲学导引［M］．甘阳，译．上海：上海译文出版社，2013．

［28］恩斯特．卡西尔．符号形式的哲学［M］．赵海萍，译．长春：吉林出版集团股份有限公司，2017．

［29］雅斯贝尔斯．时代精神的状况［M］．王德峰，译．上海：上海译文出版社，2013．

［30］吉登斯．现代性的后果［M］．田禾，译．南京：译林出版社，2011．

［31］马尔库塞．爱欲与文明［M］．黄勇，薛民，译．上海：上海译文出版社，2012．

［32］米歇尔·福柯．精神疾病与心理学［M］．王杨，译．上海：上海译文出版社，2016．

［33］阿德勒．理解人性［M］．陈太胜，陈文颖，译．北京：国际文化出版公司，2000．

［34］卡伦．霍妮．我们时代的神经症人格［M］．郭本禹，方红，译．北京：中国人民大学出版社，2013．

［35］马斯洛．哲人咖啡厅：马斯洛人本哲学［M］．成明，译．北京：九州出版社，2013．

［36］马斯洛．马斯洛说完美人格［M］．高适，译．武汉：华中科技大学出版社，2012．

［37］休谟．人性论（上、下册）［M］．关文运，译．北京：商务印书馆，1997．

［38］欧文·亚隆.存在主义心理治疗［M］.黄峥,张怡玲,译.北京:商务印书馆,2015.

［39］杨钧.焦虑:西方哲学与心理学视域中的焦虑话语［M］.北京:北京大学出版社,2013.

［40］周晓亮.休谟及其人性哲学［M］.北京:社会科学文献出版社,1996.

［41］车文博.西方心理学史［M］.杭州:浙江教育出版社,2004.

［42］车文博.人本主义心理学［M］.杭州:浙江教育出版社2003.

［43］叶浩生,郭本禹,等.西方心理学的历史与体系［M］.北京:人民教育出版社,2005.

［44］衣俊卿.文化哲学:理论理性和时间理性交汇处的文化批判［M］.昆明:云南人民出版社,2005.

［45］衣俊卿.现代性焦虑与文化批判［M］.哈尔滨:黑龙江大学出版社,2007.

［46］衣俊卿.20世纪的文化批判:西方马克思主义的深层解读［M］.北京:中央编译出版社,2003.

［47］丁立群.文化哲学·第一辑［M］.哈尔滨:黑龙江大学出版社,2012.

［48］李鹏程.当代文化哲学沉思［M］.北京:人民出版社,2008.

［49］邹广文.当代文化哲学［M］.北京:人民出版社,2007.

［50］何萍.文化哲学:认识与评价［M］.武汉:武汉大学出版社,2010.

［51］何萍.马克思主义哲学与文化哲学［M］.武汉:武汉大学出版社,2002.

［52］王国有.哲学反思的审美维度［M］.哈尔滨:黑龙江人民出版社,2001.

［53］王国有.近现代西方哲学审美自觉研究［M］.北京:中国社会科学出版社,2014.

［54］刘振怡．新康德主义与文化哲学转向［M］．哈尔滨：黑龙江大学出版社，2012.

［55］彭泗清．超越焦虑［M］．上海：上海三联书店，2000.

［56］陈嘉明．现代性与后现代性［M］．北京：人民出版社，2001.

［57］朱建军．焦虑的中国人［M］．北京：北京师范大学出版社，2015.

（二）期刊

［1］叶浩生．从精神分析到存在分析——罗洛·梅的人格图像理论［J］．南京师大学报（社会科学版），1989（2）.

［2］叶浩生．罗洛·梅焦虑论［J］．心理学动态，1998（1）.

［3］叶浩生．罗洛·梅和他的存在主义心理学［J］．心理学探新，1987（3）.

［4］张松．罗洛·梅存在心理治疗的基本思想［J］．心理学探新，1991（2）.

［5］杨韶刚．存在心理治疗探析［J］．吉林大学社会科学学报，1996（3）.

［6］杨韶刚．存在分析阐释［J］．吉林大学社会科学学报，1995（1）.

［7］刑占军．自我意识的丧失与复归［J］．理论学刊，1998（6）.

［8］袁义江，夏洁．浅谈罗洛·梅的"原始生命力"［J］．社会科学，1990（1）.

［9］姚本先，赵凯．罗洛·梅在分析中的心理治疗观析评［J］．医学与哲学，1992（2）.

［10］刘慧姝．罗洛·梅的存在主义思想研究［J］．兰州大学学报（社会科学版），2016（1）.

［11］解光夫，杨韶刚．论罗洛·梅的人本主义道德观［J］．安徽工业大学学报（社会科学版），2002（3）.

［12］张爱卿．罗洛·梅的存在主义人性观评析［J］．教育研究与实

验，1992（4）.

[13] 郭永玉．两种人本心理学的辩论 [J]．心理学探析，2003 （1）.

[14] 车文博，黄冬梅．美国存在主义心理学哲学基础解析 [J]．自然辩证法研究，2001（17）.

[15] 丁立群．文化哲学：问题与领域 [J]．哲学研究，2010（9）.

[16] 丁立群．深化文化哲学研究的思想路径 [J]．中国社会科学评价，2015（2）.

[17] 丁立群．核心价值体系：一种文化哲学阐释 [J]．学习与探索，2014（9）.

[18] 丁立群．文化全球化：价值断裂与融合 [J]．哲学研究，2000 （12）.

[19] 欧阳谦．当代文化理论与社会转型问题 [J]．社会科学战线，2017（1）.

[20] 欧阳谦．卡西尔的文化哲学及其广义认识论建构 [J]．哲学研究，2017（2）.

[21] 欧阳谦．当代哲学的"文化转向" [J]．社会科学战线，2015 （1）.

[22] 李鹏程．理性哲学走向文化哲学的历史必然性——略论卡西尔符号哲学的哲学史转折意义 [J]．学海，2010（4）.

[23] 霍桂桓．论文化哲学重新探讨卡西尔符号论的意义 [J]．学海，2010（4）.

[24] 王国有．文化哲学的问题域限 [J]．求是学刊，2006（4）.

[25] 王国有．文化哲学的文化自觉与哲学自觉——从卡西尔的文化哲学观看 [J]．社会科学辑刊，2010（1）.

[26] 刘振怡．文化哲学的合法性探究——从卡西尔的文化哲学符号说起 [J]．求是学刊，2019（9）.

[27] 刘友红．语言：人类文化创造的总体维度—卡西尔语言哲学研

究［J］. 南昌大学学报（人文社会科学版），2007（38）.

［28］刘友红. 卡西尔哲学：传统与现代有机结合的典范［J］. 求索，2008（7）.

［29］刘友红. 论卡西尔对普遍决定论的文化批判［J］. 南昌大学学报（人文社会科学版），2018（7）.

［30］卢毅. 存在的创伤与主体的发生——存在主义与精神分析交互视域下的焦虑问题［J］. 北京社会科学，2020（2）.

［31］陆杰荣. 文化哲学的现实论及其"在世"的实践功能［J］. 学海，2010（4）.

［32］高春申，甄洁. 卡西尔与心理学的现象学道路［J］. 华中师范大学学报（人文社会科学版），2018（11）.

［33］彭运石，林崇德，车文博. 西方心理学的方法论危机及其超越［J］. 华东师范大学学报（教育科学版），2006（6）.

［34］何忠华. 多元时代的价值困境及其出路［J］. 烟台大学学报（哲学社会科学版），2004（2）.

［35］夏学銮. 当前社会焦虑的 N 种表现［J］. 人民论坛，2013（3）.

［36］吴忠民. 社会的急剧转型与社会焦虑［J］. 科学中国人，2002（4）.

［37］乐国安. 化解焦虑的密码［J］. 人民论坛，2010（1）.

［38］夏学銮. 回望 2009 年：你"焦虑"过吗［J］. 人民论坛，2010（1）.

［39］沈湘平. 现代人的生存焦虑［J］. 山东科技大学学报（社会科学版），2005（7）.

［40］王益明. 透视焦虑——焦虑本质的哲学心理学探析［J］. 山东大学学报（哲学社会科学版），2003（6）.

（三）硕博论文

［1］杨韶刚. 美国本土存在心理学——罗洛·梅存在心理学研究

［D］．长春：吉林大学，1998．

［2］庞康．时代与人：罗洛·梅存在心理理论的政治启示［D］．上海：上海社会科学院，2018．

［3］熊丹云．罗洛·梅焦虑理论下《威尼斯商人》中的焦虑困境［D］．南昌：南昌大学，2019．

［4］席雅静．罗洛·梅存在分析观的人学意境［D］．郑州：郑州大学，2011．

［5］王晶晶．论罗洛·梅对人的存在困境的探索［D］．长春：吉林大学，2012．

［6］谭舒．焦虑的道——德现象学形态［D］．南京：东南大学，2017．

［7］邱赤宏．欧文·亚隆存在心理治疗研究［D］．长春：吉林大学，2017．

二、外文文献

（一）罗洛·梅的著作

［1］May. R. The Meaning of Anxiety［M］. New York：W. W. Norton & Company，2015.

［2］May. R. Man's Search for Himself［M］. New York：W. W. Norton & Company，1982.

［3］May. R. Psychology and the Human Dilemma［M］. New York：W. W. Norton & Company，1996.

［4］May. R. The Discovery of Being［M］. New York：W. W. Norton & Company，1994.

［5］May. R. Love and Will［M］. New York：W. W. Norton & Company，2007.

［6］May. R. The Courage to Create［M］. New York：W. W. Norton & Company，1994.

［7］May. R. Freedom and Destiny ［M］. New York：W. W. Norton & Company，1999.

［8］May. R. The Cry for Myth ［M］. New York：W. W. Norton & Company，1991.

（二）期刊

［1］Ratner. J. Rollo May and the Search for Being：Implications of May's Thought for Contemporary Existential – Humanistic Psychotherapy ［J］. Journal of Humanistic Psychology，2019，59（2）.

［2］Peng. J. H. Appreciation of Rollo May：A Search for Existential Sensibilities ［J］. Journal of Humanistic Psychology，2011，51（4）.

［3］Keddy. P. My Experience with Psychotherapy，Existential Analysis and Jungian Analysis：Rollo May and Beyond ［J］. Journal of Clinical Psychology，2011，67（8）.

［4］Merwin.，M. M. Lessons from an Existentialist：What Rollo May Taught Me about Power in the Classroom ［J］. The Journal of Humanistic Psychology，2011，51（1）.

［5］Shumaker. D. An Existential – Integrative Treatment of Anxious and Depressed Adolescents ［J］. Journal of Humanistic Psychology，2012，52（4）.

［6］Eliason. G. T.，Samide. J. L. Existential Theory and Our Search for Spirituality ［J］. Journal of Spirituality in Mental Health，2010，12（2）.

［7］Castro. A. D. Rollo May's Critical Position in Psychology The Concept of Comprehension Applied to Dysfuntional Experiences，Health，and Psychotherapy ［J］. Journal of Humanistic Psychology，2009，49（4）.

［8］Serlin. I. A Tribute to Rollo May and the Arts ［J］. Journal of Humanistic Psychology，2009，49（4）.

［9］Hoffman. E. Rollo May? on Maslow and Rogers No Theory of Evil ［J］. Journal of Humanistic Psychology，2009，49（4）.

［10］ Cunningham. J. R. The Courage To Create Rollo May: The Courage to Be Paul Tillich ［J］. Journal of Humanistic Psychology, 2007, 47 (1).

［11］ Kiser. S. Become Who You Are: Integrating the Conceptions of Will and Being in the Psychotherapeutic Theory of Rollo May ［J］. The Journal of Humanistic Psychology, 2007, 47 (2).

［12］ Castro. A. D. Health, Illness and Psychotherapy in Existential Psychology of Rollo May ［J］. Psicología Desde el Caribe, 1999 (4).

［13］ Martinez. T. J. Anthropos and Existence: Gnostic Parallels in the Early Wrtings of Rollo May ［J］. Journal of Humanistic Psychology, 1998, 38 (4).

［14］ Decarvalho. J. R. The Humanistic Ethics of Rollo May ［J］. Journal of Humanistic Psychology, 1992, 32 (1).

［15］ Obholzer. A. The Cry for Myth. By Rollo May ［J］. The British Journal of Psychiatry, 1992, 161 (3).

［16］ deCarvalho. J. R. Rollo R. May? (1909 - 1994): a Biographical Siketch ［J］. Journal of Humanistic Psychology, 1996, 36 (2).

［17］ Rabinowitz. F. E. , Glenn. G. G. , Student. L. C. Rollo May: A Man of Meaning and Myth ［J］. Journal of Counseling and Development, 1989, 67 (8).

［18］ Hart. L. Rollo May? and the Experience of Power ［J］. Journal of Psychology and Theology, 1979, 7 (3).

［19］ Decarvalho. J. R. The Humanistic Ethics of Rollo May ［J］. Journal of Humanistic Psychology, 1992, 32 (1).

［20］ Sales da Ponte, Carlos Roger; de Sousa, Hudsson Lima. Critical reflexions concerning on existential psychology of Rollo May ［J］. Revista da Abordagem Gestaltica; Goiania, 2011 (1).

［21］ Kirk J. Schneider. Rollo May on existential Psychotherapy ［J］. Journal of Humanistic Psychology, 2012 (4).

（三）博士论文

［1］ Carroll. R. J. The Experience of Death Anxiety in Individuals with Schizophrenia from an Existential – Phenomenological Perspective ［D］. United States—New Jrsey： Rutgers The State University of New Jersey， 2015.

［2］ Taylor. S. The Modern Condition： The Invention of Anxiety， 1840 – 1970 ［D］. United States—New York： Columbia University， 2014.

［3］ De Castro. A. An Integration of The Existential Understanding of Anxiety in The Writings of Rollo May， Irvin Yalom， and Kirk Schneider ［D］. San Francisco， California： Saybrook University， 2010.

［4］ Martinez. T. J. Rollo May and Carl Jung： A Conceptual and Historical Analysis ［D］. San Francisco， California： Faculty of Saybrook Graduate School and Research Center， 2009.

［5］ Decarvalho. R. J. A History of Hum Anistic Psychology ［D］. Ann Arbor： The University of Wisconsin – Madison， 1988.

致　谢

当初因热爱哲学而来到黑龙江大学访学，至今已随王国有老师学习多年。老师学问严谨、为人真诚，有着丰厚的哲学素养和对问题的独特见解，这些令我深感敬畏。

我虽喜爱哲学，但哲学功底较弱，深感自己的无知和愚钝，在探讨问题和撰写论文时，王国有老师耐心给我讲解问题和指导论文，感谢老师对我的包容和支持！

感谢丁立群教授！丁老师的学问与学术气质引人向往！随丁老师学习，受益良多！

感谢陈树林教授！陈老师专注于科研的热情令人感动！在此深感怀念！

感谢王晓东教授！王老师对于当代西方哲学的见解使我深受启发！

感谢姜华教授、周来顺教授、刘振怡教授！感谢他们帮助与细心指导！

感谢我的家人给我支持和包容，女儿出生后的第八个月，我开始复习考博，这些年没能全心陪伴她，对此深感愧疚。在撰写博士论文期间，女儿的鼓励使我无所畏惧，努力前行，谢谢我的女儿！

感谢我的领导和同事在我读博期间给予我工作上的照顾和支持！

感谢在黑龙江大学读书期间认识的众多好友，感谢他们真诚大度的关心和帮助！

在读博的几年里，有收获也有失去，有快乐又有眼泪，在学习中认识到自己的肤浅，但同时我学会了去接纳生活中遇到的一切的人和事，学会欣赏孤独，体会思考的快乐。

　　读博是一种人生修行，经历种种打磨，最后方能领悟生活的真谛。在黑龙江大学的学习生活是美好而快乐的，让我的人生更加充实而生动！

作者